CARINA WOHLLEBEN

GANZ ENTSPANNT
vegan

CARINA WOHLLEBEN

GANZ ENTSPANNT vegan

Warum ein Alltag ohne tierische Produkte erstaunlich einfach ist

LUDWIG

Cradle to Cradle Certified® ist eine eingetragene Marke
des Cradle to Cradle Products Innovation Institute.

MIX
Papier aus verantwortungsvollen Quellen
FSC® C014496

Penguin Random House Verlagsgruppe FSC® N001967

Originalausgabe 06/2022

Innenabbildungen: Icon Erdbeere: © Shutterstock.com/insemar.vector.art;
Icon Besteck: © Shutterstock.com/DDpins; S. 70: Wikimedia Commons/gemeinfrei:
DooFi (https://commons.wikimedia.org/wiki/File:Minimum-Tonne.svg),
»Minimum-Tonne«, https://creativecommons.org/publicdomain/zero/1.0/legalcode
Redaktion: Angelika Lieke
Umschlaggestaltung: Eisele Grafik Design
Umschlagfoto: © Gaby Gerster
Satz: Leingärtner, Nabburg
Druck und Bindung: GGP Media GmbH, Pößneck
Printed in Germany
ISBN: 978-3-453-28153-0

www.Ludwig-Verlag.de

Für Dennis

»Sei du selbst die Veränderung,
die du dir wünschst für diese Welt.«
Mahatma Gandhi

INHALTSVERZEICHNIS

VORWORT

Tierische Produkte, ob in Form von Käse, Eiern oder leckeren Würstchen, waren lange Zeit Teil meiner Ernährung. Sie gehörten einfach zum Alltag. So wie eben bei den meisten Menschen. Ich wuchs in einem kleinen gemütlichen Forsthaus am Waldrand auf, umgeben von einem riesengroßen Garten, in dem meine Familie Obst und Gemüse anbaute und wir Tiere hielten. Die Tiere hielten wir allerdings nicht aus reiner Tierliebe, sondern um ihren Nachwuchs irgendwann zu Hackfleisch, Würsten und Braten zu verarbeiten.

Mir war zeitlebens bewusst, was es bedeutet, tierische Produkte zu konsumieren. Allerdings war ich ziemlich gut darin, mein Wissen zu verdrängen. Ich verdrängte es sogar so erfolgreich, dass ich während meines Studiums – einer Zeit, in der ich so manches Mal knapp bei Kasse war – zu Discounterfleisch griff und mich sogar noch über den günstigen Preis freute. Das sollte sich jedoch wenige Jahre später ändern.

Anfang 2019 stellte sich unser Leben von heute auf morgen vollständig auf den Kopf. Mein Mann und ich schauten uns eher zufällig den Dokumentarfilm »Cowspiracy« des amerikanischen Filmemachers Kip Andersen an. Das Leid der Tiere wurde darin so ungeschönt gezeigt, dass es mich sehr hart traf. Die Folgen, die die Tierhaltung für unsere Erde hat, waren mir in diesem Ausmaß tatsächlich nicht bewusst gewesen. Am Ende des Films waren mein Mann und ich uns einig: Tierische Produkte werden ab sofort aus unserem Leben gestrichen. Diese Entscheidung war emotionaler Natur, und ihrer ganzen

Tragweite wurden wir uns erst im Laufe der folgenden Wochen und Monate bewusst.

Zugegeben – ich bin ganz schön blauäugig an das Thema »vegane Lebensweise« herangegangen. Zunächst ersetzte ich alle tierischen Produkte durch Ersatzprodukte, dabei las ich mich immer intensiver in das Thema Nährstoffe ein. Es schien mir wie eine Art Puzzle, bei dem die Teile nicht ordentlich auf dem Tisch lagen, sondern in alle Himmelsrichtungen verstreut waren. Von überallher sammelte ich mir Informationen zusammen, in der Hoffnung, sie würden irgendwann ein übersichtliches großes Ganzes ergeben.

Auf dem Weg dorthin gab es einige Hürden, die ich nehmen musste (und bei der ein oder anderen brauchte ich auch mehr als nur einen Anlauf). Ich musste das Kochen und Backen neu lernen, mich im Supermarkt neu orientieren und sicherstellen, dass wir als Familie mit allen Nährstoffen versorgt werden. Und wofür zum Teufel brauchte man Hefeflocken, Kala Namak und Liquid Smoke? Zu allem Überfluss prasselten teils ungefragt von allen Seiten verschiedenste Meinungen auf uns ein – das war oft kein Zuckerschlecken.

Puh, das hatte ich mir irgendwie einfacher vorgestellt.

Mittlerweile sitzen wir fest im veganen Sattel. Ich habe mich zur veganen Ernährungsberaterin weitergebildet und gebe inzwischen vegane Kochkurse, denn die Rezeptentwicklung hat sich tatsächlich zu meiner Leidenschaft entwickelt. Die vegane Ernährung ist mein Herzensthema geworden, und ich möchte dir in diesem Buch zeigen, wie einfach es sein kann, tierische Produkte aus deinem Alltag zu streichen.

Ein klein wenig muss ich dich allerdings vorwarnen. An der ein oder anderen Stelle werden wir der Realität ungeschönt ins Auge blicken. Aus eigener Erfahrung kann ich sagen, dass das manchmal Unbehagen auslöst und man sich vielleicht auch ertappt, wenn nicht gar angegriffen fühlt. Aber genau das sind Schlüsselmomente, die uns dabei helfen können, in uns hineinzuhorchen. Warum fühlen wir uns so unbehaglich, wenn wir mit den Tatsachen konfrontiert werden? Oftmals rührt es daher, dass ein inneres Ungleichgewicht herrscht und wir versuchen, das Altbekannte zu rechtfertigen.

Wie solche psychologischen Phänomene entstehen, erfährst du in diesem Buch. Das kann helfen, Erklärungen für die eigenen Gefühle und das gesellschaftliche Verhalten zu finden. Denn um es in aller Deutlichkeit zu formulieren: Niemand isst Fleisch, weil er oder sie ein schlechter Mensch ist und anderen schaden möchte. Die Hintergründe sind weit weniger persönlicher Natur, als man vermuten könnte.

Wir werden mit Mythen und Vorurteilen aufräumen, du lernst alles über wichtige Nährstoffe und erfährst, wie du tierische Produkte spielend leicht durch pflanzliche ersetzen kannst. Doch nicht nur das – du wirst auch auf Konflikte vorbereitet, die in deinem sozialen Umfeld auftauchen können, und ich zeige dir Wege auf, sie zu lösen und gleichzeitig deiner Linie treu zu bleiben.

WARUM EINE VEGETARISCHE LEBENSWEISE NICHT AUSREICHT

Für den Verzehr von Fleisch und Fisch sterben Tiere. Dass man aus ethischen Gründen darauf verzichtet, ist also durchaus sinnvoll. Für Eier, Milchprodukte, Daunen und Wolle muss allerdings kein Tier sein Leben lassen.

Dann könnten wir uns doch eigentlich auch vegetarisch ernähren, oder?

Während meines Geografie-Studiums unternahmen wir im letzten Semester eine große Exkursion in die Türkei. Der Hintergrund der Exkursion hatte eigentlich nichts mit Naturschutz zu tun, denn es sollte um die Geschichte der Türkei gehen. Wir besuchten einige sehr eindrucksvolle Ruinenstädte. Bis dato war ich davon ausgegangen, dass sie nur in Griechenland zu finden seien, doch ich wurde eines Besseren belehrt.

Unsere Unterkunft war ein sehr komfortables Hotel mit All-inclusive-Verpflegung. Nicht übel für eine Uni-Exkursion. Abends trafen wir uns immer zum gemeinsamen Essen, und so stellte sich recht schnell heraus, dass unser leitender Dozent Vegetarier war. Das wurde selbstverständlich sofort zum Thema unserer abendlichen Diskussion – wie sollte es auch anders sein? Er erzählte, dass er seit dem BSE-Skandal aufgehört habe, Fleisch zu essen, zudem habe er auch Mitleid mit den Tieren. Schon damals, es war 2013, argumentierte ich, dass es eigentlich inkonsequent sei, vegetarisch zu leben, wenn man damit verhindern möchte, dass Tiere leiden oder getötet werden.

Denn leider ist es nicht so einfach, wie es zunächst scheint. Im ersten Schritt sterben die Tiere zwar nicht, aber sie werden ausgebeutet. Im zweiten Schritt jedoch werden auch sie getötet. Wenn du dich bereits intensiver mit dem Veganismus auseinandergesetzt hast, ist das, was ich jetzt erzählen werde, vermutlich nichts Neues für dich. Falls das Gebiet jedoch noch Neuland ist, werden wir nun ein wenig Licht ins Dunkel bringen. Das wird übrigens auch in Gesprächen und Diskussionen sehr hilfreich sein. Denn erfahrungsgemäß wird man sich früher oder später für seine vegane Lebensweise rechtfertigen müssen. Da schadet es nicht, argumentativ gut aufgestellt und bestens aufgeklärt zu sein.

Beginnen wir mit den Eiern. Wie eingangs schon erwähnt, bin ich sehr ländlich aufgewachsen. Meine Eltern hielten neben Pferden, Ziegen, Kaninchen und einem Hund auch Hühner. Das Praktische an den Hühnern: Wir konnten sie mit unseren Essenresten füttern, und sie versorgten uns mit Eiern. Einmal adoptierten wir ein paar Hühner aus einer Legebatterie (die gab es zu dem damaligen Zeitpunkt leider noch). Als meine Eltern die Hühner ins Gehege setzten, war ich von dem Anblick ziemlich schockiert. Das ursprünglich weiße Federkleid war schmutzig und wies kahle Stellen auf. Die eigentlich leuchtend roten Kämme der Tiere hingen schlapp und blass herunter. Dass ihr Gesundheitszustand mehr als zu wünschen übrig ließ, konnte ich sogar als Kind auf den ersten Blick erkennen. Wir hatten die Hoffnung, dass die Hühner von nun an ein unbeschwertes Leben in unserem Garten führen durften. Doch die armen Tiere waren von der monatelangen Tortur so geschwächt, dass sie nur wenige Wochen überlebten.

Landwirt:innen, die Hühner halten, haben ein konkretes Ziel: viele Eier zu verkaufen. Denn das ist ihre Lebensgrundlage. Die gefiederten Tiere wurden also auf eine hohe Legeleistung gezüchtet. So kommt eine ausgewachsene Legehenne auf ungefähr 300 Eier pro

Jahr, während ihre Vorfahren, die Bankivahühner, auf nur maximal 40 Eier pro Jahr kommen.

Das Eierlegen ist ein Kraftakt für die Hühner, und so kommt es, dass ihre Körper nach 12 bis 15 Monaten ausgelaugt sind und sie keine Eier mehr legen. Das ist der Zeitpunkt, an dem sie getötet werden und Platz machen für neue Hühner. Für jedes industriell gehaltene Huhn endet das Leben also früher oder später auf dem Schlachthof. Selbstverständlich gibt es Haltungsunterschiede. Übrigens: Auch wenn im Handel keine Eier mehr aus Käfighaltung erhältlich sind, so ist sie dennoch existent.

Die Industrie hat offenbar festgestellt, dass die Kund:innen Abstand von der miserabelsten Haltungsstufe nahmen. Das hat dazu geführt, dass die Eier aus Käfighaltung nun in verarbeiteten Lebensmitteln wie zum Beispiel Backwaren landen. Nun könnte man sich die Frage stellen, ob hier nicht Eier aus Biohaltung eine Lösung sein könnten. Schließlich haben die Hühner mehr Platz und führen ein artgerechteres Leben.

Dazu möchte ich dir eine kleine Anekdote, ebenfalls von den Hühnern meiner Eltern, erzählen. Die Hühner, die bei meiner Familie leben, könnten es besser nicht haben. Sie haben ein riesiges Freigehege, können nach Herzenslust im Boden scharren und Staubbäder nehmen. Meine Mutter reinigt jeden Morgen den Stall und versorgt sie mit frischem Wasser, Kräutern und Biofutter. Und doch gab es ein Ereignis, das sie dazu veranlasste, sich in Zukunft gegen die Haltung von Hühnern zu entscheiden. Henne Berta ging es nämlich eines Tages nicht gut. Sie kam nicht mehr vom Nest herunter. Es hatte den Anschein, als wolle sie ein Ei legen, jedoch blieben all ihre Versuche erfolglos. Sie quälte sich sehr und schied irgendwann einen Klumpen Gewebe aus. Letzten Endes verstarb Berta, vermutlich infolge einer Entzündung des Legeapparates.

Die Hühner werden zu solchen Höchstleistungen überzüchtet, dass ihr Körper diesen Kraftakt oft nicht lange übersteht. Da nützt auch ein großes Gehege mit viel Auslauf nichts. Dieses Ereignis hat dazu geführt, dass meine Eltern keine weiteren Hühner mehr anschaffen möchten. Sie wollen nicht länger zur Überzüchtung und Quälerei der Tiere beitragen.

Jetzt haben wir uns den eierlegenden Hennen gewidmet, doch was passiert eigentlich mit den Hähnen? Rein rechnerisch kommt auf jede Henne ein Hahn. Das Thema des Küken-Schredderns wurde in den letzten Jahren in der Öffentlichkeit heiß diskutiert. Seit Anfang 2022 ist es verboten, und das Geschlecht der Tiere wird bereits im Ei bestimmt. Ist das Tier männlich, wird das Ei nicht weiter bebrütet – sprich, der Embryo verstirbt im Ei. Es klingt im ersten Moment harmloser, aber betrachtet man es aus ethischer Sicht, ist es nicht weniger verwerflich, als die bereits geschlüpften Tiere zu töten.

Große Supermarkt- und Discounterketten werben in letzter Zeit immer häufiger damit, dass auch die Hähne aufgezogen werden. Doch sind wir mal ehrlich: Die Hähne werden kein artgerechtes Leben führen, sondern einfach getötet, wenn sie ausgewachsen sind. Bei den Verbraucher:innen kommt dies schlichtweg besser an, denn mit Küken – also Baby-Hühnern – hat man intuitiv mehr Mitleid als mit ausgewachsenen Tieren. Aus Tierschutz-Aspekten ist das Essen von Eiern also definitiv keine Option.

Und wie sieht es mit Milchprodukten aus? In den Bauernhofbüchern wird das Leben der Milchkühe immer sehr idyllisch dargestellt. Die Kühe stehen nachts in einem gemütlichen, mit Stroh ausgepolsterten Stall und verbringen ihre Tage auf der Weide. Zweimal täglich werden sie vom freundlichen Bauern gemolken und haben ein glückliches Leben. Im Nachhinein bin ich erschrocken von mir selbst, dass ich diese Idylle die meiste Zeit meines Lebens nicht hinterfragt habe.

So habe ich vor einigen Jahren einen Milchviehbetrieb besucht. Die Kühe hatten wenige Tage zuvor ihre Kälber zur Welt gebracht.

Jedoch waren die Babys nicht mehr bei ihren Müttern, sondern wurden in Einzelboxen gehalten. Ihre Nahrung bestand aus Wasser und Milchpulver, das in schmutzigen Eimern mit Saugvorrichtung angerührt wurde. Ich freute mich damals sehr, eines der niedlichen Kälber füttern zu dürfen. Dass es kurz nach der Geburt seiner Mutter entrissen wurde, hatte ich damals überhaupt nicht auf dem Schirm. Erst als ich selbst Mutter wurde und mich mit der Milchindustrie auseinandersetzte, wurde mir schmerzlich bewusst, was ich all die Jahre unterstützt habe. Ich konnte mich nun besser denn je in die Situation der Kühe hineinversetzen und im Ansatz erahnen, welchen seelischen und körperlichen Schmerz sie erleiden müssen.

Die Idylle, die uns bereits als Kindern gezeigt wird, trügt. Um für Nachwuchs zu sorgen, werden die Milchkühe in den meisten Fällen besamt. Das geht schneller und ist deutlich günstiger, als sie durch einen Bullen decken zu lassen. Nun sind sie schwanger und tragen ihr Baby 280 Tage in ihrem Bauch – übrigens genauso lange wie wir Menschen. Sind die Kälbchen dann auf der Welt, werden sie ihren Müttern häufig schon wenige Stunden nach der Geburt entrissen. Ein sehr schmerzlicher Verlust für Mutter und Kind. Denn Mutterliebe ist ein Gefühl, das Tiere ebenso empfinden wie wir Menschen.

Meine Familie hält seit mehr als zwanzig Jahren Ziegen. Mittlerweile sind es nur noch zwei, die weder Lämmer bekommen noch gemolken werden. Doch bis vor einigen Jahren wurden die Ziegen gehalten, um sie eines Tages zu schlachten. Nicht die Mutterziegen, aber den Nachwuchs. In unserer Ziegenherde hatten wir also einen Ziegenbock und meist mindestens drei Mutterziegen. Im Spätwinter kamen jedes Jahr die Lämmer zur Welt und durften ein wunderschönes Leben führen. Zunächst im gemütlichen und warmen Stall. Wenn es im Frühjahr wärmer wurde, ging es raus auf die Weide. Je näher der Sommer rückte, umso schwerer wurde mir ums Herz beim Anblick des lieb gewonnenen Ziegennachwuchses.

Der Schlachttag rückte immer näher. Die Tiere ahnten nicht, dass ihr Lebensende näher rückte, und von der Tötung bekamen sie nichts mit. Man kann sagen, dass es kurz und schmerzlos verlief. Das war unsere Realität.

Die der Ziegenmamas sah ganz anders aus. Offenbar ging das Ganze so schnell, dass sie nicht die Möglichkeit hatten zu begreifen, was gerade geschehen war. Sie konnten ihre Kinder nicht mehr finden, was dazu führte, dass sie verzweifelt nach ihnen riefen. Und oft hielten ihre Rufe tagelang an. Was sie für einen Schmerz empfunden haben mussten, vermag ich mir nicht auszumalen. Diese Erfahrungen haben sich in mein Gedächtnis eingebrannt. Dennoch habe ich über zwei Jahrzehnte lang Milch und Milchprodukte konsumiert. Mir war lange Zeit überhaupt nicht bewusst, dass Kühe jährlich Kälber bekommen müssen, damit man sie melken kann.

Nun wurden die Kälber von ihren Müttern getrennt. Bei den Milchkühen läuft jetzt die Milchproduktion an, und sie werden in der Regel zweimal täglich gemolken. Für die Kühe, die auf Höchstleistungen hin gezüchtet wurden, ist das kein Zuckerschlecken. Die in Deutschland am weitesten verbreitete Rasse, Deutsche Holstein Schwarzbunt, bringt es durchschnittlich auf sage und schreibe 30 Liter Milch pro Tag. Nicht selten kommt es bei den Tieren zu schmerzhaften Euterentzündungen. Die Mamas unter euch, die ihre Kinder gestillt haben, wissen, was Milcheinschuss, Brustentzündungen oder Milchstau bedeuten. So merkwürdig es klingen mag – seit ich selbst Kinder habe, bin ich den Kühen gegenüber viel mitfühlender geworden.

Was passiert eigentlich mit den Kälbern? Milchkuhrassen bringen logischerweise ebensolche Kälber zur Welt. Sie sind gezüchtet, um möglichst viel Milch zu produzieren. Weibliche Kälber werden also meistens ebenfalls zu Milchkühen herangezogen. Die männlichen Kälber hingegen haben für die Industrie zwei Nachteile: Sie geben keine Milch, und sie sind keine Mastrinder und daher auch für die

Fleischproduktion unbrauchbar. Deswegen werden viele Jungbullen schon als Babys getötet.

Du siehst, dass auch für den Konsum von Milchprodukten Tiere getötet werden. Und nein, auch die sogenannte Mutterkuhhaltung ist nicht die Lösung. Zwar dürfen die Kälber zumindest eine Zeit lang bei ihren Müttern bleiben, doch letzten Endes ist der Sinn und Zweck ihres Lebens, uns Menschen mit Milch zu versorgen. Warum das aus meiner Sicht nicht vertretbar ist, möchte ich dir in den folgenden Kapiteln näher erläutern.

WAS BEDEUTET EIGENTLICH »VEGAN«?

Veganer:innen sind Menschen, die in ihrem Leben gänzlich auf tierische Produkte verzichten. So landet zum einen nichts auf dem Teller, was aus oder von einem Tier gewonnen wurde, und zum anderen werden auch außerhalb der Ernährung keine tierischen Produkte, wie beispielsweise Leder oder Daunen, genutzt. Bei Kosmetikartikeln und Reinigungsmitteln wird darauf geachtet, dass sie nicht an Tieren getestet wurden. Einige Veganer:innen, ganz besonders diejenigen, die sich aus ethischen Gründen für diese Lebensweise entschieden haben, verzichten überdies auf Zirkus- und Zoobesuche.

Meine ganz persönliche Philosophie der veganen Lebensweise gründet darin, dass ich Tiere nicht als Ware sehen möchte, sondern als ebenbürtige Lebewesen. Ihr Leben darf nicht nur aufgrund ihrer Artzugehörigkeit weniger wert sein als meines, und ich sehe mich nicht in der Position, sie (aus)nutzen zu dürfen – wir sprechen ja so gerne von Nutztieren. Häufig wird der Veganismus als Trend oder Modeerscheinung bezeichnet, doch bereits in den 1930er-Jahren betonte Bruno Wolff, damals Vorsitzender des VEBU (heute ProVeg), dass es wichtig sei, keine tierischen Produkte zu sich zu nehmen.

Und bereits in der Antike verzichteten die sogenannten Orphiker aus religiösen Gründen zumindest auf Fleisch. Sogar der bekannte Mathematiker Pythagoras, den die meisten von uns vermutlich noch aus dem Mathematikunterricht kennen, war Vertreter des Vegetarismus. Von ihm stammt der Satz »Alles, was der Mensch den Tieren antut, kommt auf den Menschen wieder zurück«. Er hatte offensichtlich eine böse Vorahnung, die sich nun angesichts der sich zuspitzenden Klimakrise und sich ausbreitender Pandemien bewahrheitet.

In verschiedenen Religionen, wie dem Jainismus, dem Hinduismus und dem Buddhismus, spielt eine vegetarische Ernährung eine große Rolle, und sogar die Gladiatoren im alten Rom haben sich aktuellen Studien zufolge hauptsächlich pflanzlich ernährt. Abbildungen belegen, dass es sich bei den Kämpfern um Männer mit einem überaus muskulösen und sportlichen Körperbau handelte. Für ihre Fitness sorgte offenbar kein tierisches Eiweiß, sondern Getreide und Bohnen. Zu diesem Ergebnis kamen Forschende durch eine Analyse der Knochen und durch Überlieferungen, in denen die Gladiatoren als »hordearii« (Gerstenfresser) bezeichnet wurden.[1]

Du siehst also, dass es hier um viel mehr als nur einen Trend geht. Der Veganismus basiert auf drei Aspekten, die in Zukunft immer mehr an Bedeutung gewinnen werden. Diese Lebensform vereint sowohl ethische, ökologische als auch gesundheitliche Motive und ist damit äußerst rücksichtsvoll im Umgang mit den Tieren, der Umwelt und nicht zuletzt uns selbst.

GUTE GRÜNDE, SICH FÜR EINE VEGANE LEBENSWEISE ZU ENTSCHEIDEN

Ist es ethisch vertretbar, tierische Produkte zu essen?

Die einen argumentieren, dass der Mensch ein Allesfresser sei, schon immer Fleisch und andere tierische Produkte gegessen habe. Der Körper brauche diese Form der Nahrung auch, um langfristig gesund zu bleiben. Die anderen halten dagegen, dass Tiere fühlende und leidensfähige Wesen sind. Zumindest in unseren Breiten sei es aus ethischer Sicht nicht vertretbar, Tieren Leid zuzufügen, um sie oder ihre Produkte zu verzehren.

Gibt es tatsächlich Gründe, die den Konsum tierischer Produkte rechtfertigen?

Dass Tiere fühlende Wesen sind wie du und ich, dürfte für die meisten nichts Neues sein. Doch was genau fühlen sie? Sind sie bloß instinktgesteuert – und was sind Instinkte überhaupt? Tatsächlich gibt es dafür keine allgemeingültige Definition. In den meisten Fällen versteht man jedoch darunter alle Verhaltensweisen, die ein Lebewesen von Geburt an beherrscht. Das heißt, diese Verhaltensweisen müssen nicht erlernt werden, sind aber keine Reflexe. Ein typischer negativer Instinkt ist Angst, ein typischer positiver Instinkt ist die Mutterliebe. Und wenn ich so recht darüber nachdenke, sind Instinkte sehr starke Gefühle, die viele andere Gefühle in den Schatten stellen. Und das ist evolutionär betrachtet durchaus sinnvoll.

In der Regel sorgt die Mutterliebe bei allen Lebewesen dafür, dass die Mütter alles dafür tun würden, damit es ihrem Nachwuchs gut geht, was häufig bedeutet, dass sie ihre eigenen Bedürfnisse den Bedürfnissen ihres Nachwuchses unterordnen. So fliegen Vogelmamas und -papas unentwegt zwischen Futterquelle und Nistplatz hin und her, um ihre Jungen stetig mit Nahrung zu versorgen. In der Welt der Säugetiere sieht es ähnlich aus. Die Eltern versorgen ihre Babys nicht nur mit Nahrung, in diesem Fall Milch, sondern versuchen, sie mit allen Mitteln zu beschützen. Das konnte ich bei unseren eigenen Tieren gut beobachten.

Damit unsere Kühltruhe gefüllt blieb, wurde dafür gesorgt, dass es regelmäßig Nachwuchs gab. Bei einigen Tiermamas musste man wirklich aufpassen, dass man sich den Tierbabys nicht zu forsch näherte, denn sonst wurden die Mamas ungehalten. Man merkte regelrecht, dass sie dafür sorgen wollten, dass man die Finger von ihrem Nachwuchs ließ. Das finde ich nur nachvollziehbar. Als unsere Kinder noch Babys waren, konnte ich es auch nicht ausstehen, wenn fremde Menschen sie anfassten, weil sie ja ach so niedlich aussahen.

Ich erfuhr nicht nur, dass Tiere ihre Familienmitglieder ebenso liebten, wie wir unsere Eltern, Geschwister und Kinder lieben, sondern dass sie auch trauern, wenn sie ein Familienmitglied verlieren. Und das ist ein Punkt, der mich jedes Mal besonders berührt hat. Die Ziegenlämmer würden, sofern der Mensch nicht eingreifen würde, ungefähr zehn bis zwölf Monate von ihrer Mutter gestillt werden. So lange, bis die kleinen Geschwister das Licht der Welt erblicken. In dieser Zeit haben Mutter und Kind also eine ganz besonders enge Bindung zueinander. Wenn es jedoch darum geht, Fleisch zu produzieren, gibt es ein Problem: Die Ziegenkinder werden ab etwa sechs Monaten geschlechtsreif, und bei den männlichen Tieren bekommt das Fleisch einen unangenehmen Geschmack. Um dem vorzubeugen, werden insbesondere die männlichen Ziegenkinder geschlachtet, bevor sie geschlechtsreif werden. Das heißt, sie sind an ihrem Lebensende noch kein halbes Jahr alt.

Wie geht so eine Tötung vonstatten? Bei uns wurden die Ziegen auf der Weide mit einem Bolzenschussgerät bewusstlos gemacht und mit einem Schnitt durch die Kehle getötet. Ein schneller und schmerzfreier Tod, der den meisten Nutztieren nicht vergönnt ist. Die Lämmer bekamen zwar nicht viel davon mit, anders aber ihre Mütter. Sie konnten die Situation nicht einordnen, hatten nicht die Möglichkeit zu realisieren, dass ihre Kinder nun tot sind. Das führte dazu, dass sie tagelang um ihre Kinder trauerten und nach ihnen riefen, in der Hoffnung, sie würden antworten. All das ging meinen Eltern so nah, dass sie sich dazu entschieden, dass keine Lämmer mehr geschlachtet werden. Und da sie diese Arbeit auch nicht an andere abgeben wollten, verzichten sie nun vollständig auf Fleisch.

Die Frage, die ich mir damals stellte, lautete: »Warum esse ich Fleisch und andere tierische Produkte?« Letzten Endes blieb keine andere Antwort als folgende: »Es schmeckt mir einfach gut.« Dann begann ich abzuwägen, ob ich es tatsächlich mit meinem Gewissen vereinbaren kann, dass nur aus diesem Grund ein Leben auf oftmals grausame Weise beendet wird. Das Ergebnis war für mich ein klares Nein. Denn ich würde mich als tierlieben Menschen bezeichnen, und mit echter Tierliebe hat der Konsum tierischer Produkte – so hart das auch klingt – nichts zu tun. Dieser Wahrheit musste ich ins Auge blicken, auch wenn es wehtat.

Doch wie, um Himmels willen, ist es möglich, trotz des Wissens um all die Grausamkeiten weiterhin tierische Produkte zu konsumieren? Dieser Frage werde ich mich im folgenden Kapitel widmen. Ganz unabhängig davon, wie du dich aktuell ernährst – ob bereits vegan, vegetarisch oder mischköstlich –, danke ich dir schon jetzt für deine Offenheit und die Bereitschaft, gemeinsam mit mir noch tiefer in das spannende Thema der veganen Ernährung einzutauchen.

In gesellschaftlichen Denkmustern gefangen

Kognitive Dissonanz

Ein schwerwiegender Punkt, der mich von einer veganen Lebensweise überzeugt hat, ist der ethische Aspekt. Tiere sind fühlende Wesen. Sie empfinden Liebe, Schmerz, Trauer und Freude. Wenn du ein Haustier hast, weißt du es aus eigener Erfahrung: Jedes Tier hat seinen ganz eigenen Charakter und ist eine individuelle Persönlichkeit. Trotzdem fällt es schwer, die Tiere noch als solche Lebewesen zu sehen, wenn sie zerstückelt und eingeschweißt im Kühlregal liegen. Einen Vorwurf kann und möchte ich niemandem machen, der im Supermarkt zu tierischen Produkten greift. Schließlich habe ich das die meiste Zeit meines Lebens selbst getan.

Das Schlachten der Tiere während meiner Kindheit ging nicht spurlos an mir vorbei, und auf das Fleisch der niedlichen Ziegenlämmer hatte ich ganz besonders wenig Appetit. Dennoch aß ich gerne und regelmäßig Fleisch. Während meines Studiums war ich sogar in einem Online-Studierenden-Netzwerk Teil der Gruppe »Vegetarier essen meinem Essen das Essen weg«. Das fand ich irre lustig.

Diese ganzen »Veganer:innen« waren mir völlig suspekt und auch nicht besonders sympathisch – wollten sie doch jeden und jede davon überzeugen, dass ihre Lebensweise die einzig richtige ist. Das fand ich unangenehm, und es stieß deshalb bei mir auf Ablehnung. Doch warum eigentlich? Das Stichwort heißt »kognitive Dissonanz«, und vielleicht kennst auch du dieses Gefühl. Grundsätzlich beschreibt die Theorie der kognitiven Dissonanz das menschliche Bestreben nach Widerspruchsfreiheit.[2] Sprich: Eines unserer Ziele ist es, mit uns selbst im Reinen zu sein. Kommt es zu einem Widerspruch zwischen deinen Überzeugungen, die du im Laufe der Jahre gewonnen hast, und neuem Wissen, kann das zu Unbehagen führen. Und weil das kein besonders angenehmes Gefühl ist, suchen wir nach scheinbar logischen Argumenten, die unsere alten Überzeugungen rechtfertigen.

Um es ein wenig zu veranschaulichen, nachfolgend ein kleines Beispiel für einen klassischen Fall von kognitiver Dissonanz. Vielleicht ist es dir ja schon mal begegnet, oder du hast die Argumentation sogar selbst angewendet:

Die Veganerin Luise unterhält sich auf einem Dorffest mit dem Mischköstler Tom. Während er in seine Bratwurst beißt, kaut sie auf einem trockenen Stück Brötchen herum – denn das ist das einzig Vegane, das sich finden ließ. Tom bietet Luise an: »Gleich sind wieder ein paar Würstchen fertig. Ich bringe dir eins mit.« Woraufhin sie erwidert: »Nein danke, ich esse keine tierischen Produkte. Ich kann das Tierleid und die Folgen, die die Tierhaltung für die Umwelt hat, einfach nicht mit meinem Gewissen vereinbaren.« Tom schaut sie erstaunt an, beginnt sich dann jedoch zu erklären: »Ich esse auch nur ganz selten Fleisch. Höchstens mal, wenn ich woanders bin, und ich achte auch immer auf Bioqualität.«

Na, kommt dir so ein Gespräch vielleicht bekannt vor? Ich habe schon unzählige Gespräche dieser Art geführt, und beinahe jeder, der von meiner Lebensweise erfährt und selbst noch tierische Produkte konsumiert, rechtfertigt seinen Konsum auf diese Art. Und all das sind klassische Fälle von kognitiver Dissonanz. Die Menschen, die in diesen inneren Widerspruch geraten, haben von ihrem Umfeld von Kindesbeinen an Werte und Normen mit auf den Weg bekommen, die sich manifestiert haben. Beispielsweise, dass der menschliche Körper Fleisch braucht oder Milch, für die starken Knochen. Gleichzeitig würden sie sich jedoch als tierliebe Menschen bezeichnen, haben vielleicht sogar ein Haustier, das sie als vollwertiges Familienmitglied ansehen. Trifft dann ein fleischessender Mensch auf eine/n Veganer:in, wird dieser innere Konflikt getriggert, und die meisten reagieren dann so wie in dem Beispiel beschrieben. Sie versuchen, sich zu rechtfertigen. Vor anderen, aber auch vor sich selbst.

Zum einen wird angeblich nur selten Fleisch gegessen, das heißt, es müssen nur wenig Tiere sterben, und wenn Fleisch gegessen wird, dann auf jeden Fall aus Biohaltung, denn da geht es den Tieren ja gut. Das schlechte Gewissen ist zunächst beruhigt, und damit lebt es sich wieder leichter. Tief im Inneren schwelt der Widerspruch dennoch weiter, und es kann sich sehr befreiend anfühlen, diesen zu lösen.

So hatte ich immer ein schlechtes Gewissen, wenn ich an Tiertransportern vorbeifuhr und in die traurigen Augen der Schweine schaute, die durch Belüftungsschlitze des Lkw das letzte Mal Tageslicht sahen. Wenn ich Reportagen über Massentierhaltung anschaute, redete ich mir ein, der Biowurst in meinem Kühlschrank wäre es zu Lebzeiten besser ergangen. Doch auch die Tiere aus Biohaltung sind am Ende nur Produkte und Lebewesen, die einen unfreiwilligen Tod sterben. Das musste ich mir irgendwann eingestehen.

Durch das psychologische Phänomen der kognitiven Dissonanz enden Diskussionen zwischen Mischköstler:innen und Veganer:innen häufig sehr unbefriedigend für beide Seiten. Der Mischköstler fühlt sich von der Veganerin angegriffen, weil sie seinen inneren Widerspruch triggert. Dadurch wird eine Diskussion dann schnell emotional und persönlich.

Speziesismus

Dass wir mit unseren Mitgeschöpfen anderer Spezies oftmals sehr gedanken- und lieblos umgehen, hat verschiedene Gründe. Allen Gründen gemein ist jedoch, dass es tief verwurzelte gesellschaftliche Glaubenssätze sind, die diesem Verhalten zugrunde liegen. Diese Glaubenssätze begleiten uns bereits über viele Generationen hinweg. Sie gelten als Maßstab, an welchem sich orientiert wird. So wird der Konsum von tierischen Produkten als normal bewertet und der Verzicht auf tierische Produkte als nicht normal.

Bereits in der Bibel wird ein Mechanismus deutlich, der uns eine Rechtfertigung für den Umgang mit Tieren liefert. So steht dort geschrieben, dass Gott zu den Menschen sprach: »Seid fruchtbar und mehret euch, bevölkert die Erde und nehmt sie in Besitz. Ihr sollt über die Fische des Meeres herrschen, über die fliegenden Tiere des Himmels und über jedes Lebewesen, das sich auf der Erde bewegt.«[3] Der Mensch steht also über allen Lebewesen, allein aufgrund seiner Artzugehörigkeit. Andere Aspekte, wie beispielsweise die Fähigkeit zum Empfinden von Gefühlen, bleiben dabei unberücksichtigt. Und nicht nur das. Wir Menschen unterteilen die Tierwelt noch in verschiedene wertende Kategorien. So gibt es beispielsweise Nutztiere, die nur leben, damit wir ihre Produkte konsumieren können, und es gibt Haustiere, die das große Glück haben, mit all unserer Liebe überschüttet und oft als dem Menschen ebenbürtige Familienmitglieder wahrgenommen zu werden.

Im November 2019 hatte ich ein Erlebnis, das mir dieses Phänomen deutlich bewusst gemacht hat. Während eines Lese-Festivals für Kinder las ich für Schulklassen aus den Büchern meines Vaters. An einer Stelle fragte ich die Kinder, ob ein Wolf wohl lieber wilde Tiere oder Haustiere, wie zum Beispiel Schafe, fresse. Da meldete sich ein Junge und sagte: »Schafe sind aber keine Haustiere, Schafe sind Nutztiere.« Ganz unrecht hat er damit nicht. Doch mir wurde einmal mehr bewusst, dass wir den Tieren allein aufgrund ihrer Artzugehörigkeit einen bestimmten Wert beimessen. Auch im Alltag werten wir Tiere oft ganz unbewusst ab. Und zwar im Bereich der Sprache. So haben Tiere keinen Mund, sie haben ein Maul. Tiere essen und trinken nicht, sie fressen und saufen. Spräche man so über einen Menschen, würde es zumindest als Abwertung, wenn nicht sogar als Beleidigung gewertet.

Offenbar versuchen sich die Menschen mit allen Mitteln von ihren Mitgeschöpfen abzugrenzen. Das gibt ihnen eine scheinbare Rechtfertigung dafür, Tiere nicht mehr als gleichwertige Lebewesen zu betrachten, sondern vielmehr als ihnen unterstellte Objekte. Sicher ist eine Differenzierung in einem gewissen Rahmen normal. Je weiter ein Lebewesen emotional und räumlich von uns entfernt ist, desto schlechter können wir uns in seine Gefühlswelt hineinversetzen. So ist uns beispielsweise ein Hund näher als eine Spinne und eine Spinne näher als ein Gänseblümchen.

Doch nur, weil wir uns mit einem Lebewesen nicht emotional verbunden fühlen, bedeutet das im Umkehrschluss nicht, dass wir uns auf eine höhere Stufe stellen dürfen. Ich finde es nicht fair, Lebewesen schlecht zu behandeln, nur weil wir – aus welchen Gründen auch immer – nicht fähig sind, sie als gleichwertig zu betrachten.

Karnismus

Bereits im Kindesalter lernen wir, dass es Tiere gibt, die wir essen bzw. deren Produkte wir essen, und Tiere, die wir als Haustiere halten. Die amerikanische Psychologin Dr. Melanie Joy fasst dieses Phänomen unter dem Begriff »Karnismus« zusammen. Folgendes Beispiel veranschaulicht den Karnismus sehr gut: Stell dir vor, du bist bei Freunden zum Abendessen eingeladen. Besonders wenn Gäste zu Besuch kommen, wird gerne Fleisch serviert. So auch heute. Als du die Küche betrittst, nimmst du bereits den Duft eines leckeren Bratens wahr und bekommst gleich Appetit. Der Tisch wird gedeckt und der Braten serviert. Du lobst die Gastgeber:innen für das schmackhafte und besonders zarte Fleisch und fragst, um welches Fleisch es sich handele. Die Antwort verdirbt dir den anfänglichen Genuss jedoch sofort. Sie haben ihren Welpen geschlachtet, der gerade ein halbes Jahr alt geworden ist. Es war höchste Zeit, denn sonst würde das Fleisch zäh werden. Er hatte ein wunderschönes Leben, durfte täglich große Gassirunden drehen und wurde ausgiebig gestreichelt.

Während viele Menschen nicht mit der Wimper gezuckt hätten, hätte es sich zum Beispiel um Lamm gehandelt, ruft der Gedanke, einen Welpen zu verspeisen, blankes Entsetzen hervor.

Aber was genau führt dazu, dass wir bei dem einen Tier Ekel oder Mitleid empfinden und ein anderes wiederum als Nahrungsmittel infrage kommt? Wir bringen das Stück Fleisch, das auf unserem Teller liegt, schlichtweg nicht in Verbindung mit dem lebenden Wesen, das es einst gewesen ist. Wir wissen zwar, dass ein Tier sterben musste, um unseren Appetit zu befriedigen, aber eine klare Verbindung auf einer tieferen Ebene fehlt, und das blockiert unsere Gefühle und Gedanken.

Karnismus ist eine tiefgreifende Überzeugung, die uns schon als Kind mit auf den Weg gegeben wird, sodass die Verbindung zwischen dem Produkt und dem lebenden Tier oftmals gar nicht hergestellt wird. Richtig bewusst ist mir das erst geworden, seitdem ich selbst Kinder habe. So bekam unser Sohn zu Weihnachten ein Bilderbuch über einen Bauernhof geschenkt. Das Kälbchen wurde von der Bäuerin mit einer großen Milchflasche gefüttert (denn offenbar wurde es bereits seiner Mutter entrissen), und die Muttersau lag mit ihren Ferkeln im Stroh (aber warum hält ein Bauer eigentlich Schweine?). Wir zeigen unseren Kindern zwar die Tiere, aber erzählen nicht, was mit ihnen geschieht. Wir setzen unseren Kindern lediglich die Endprodukte vor, ohne dass sie die Verbindung zwischen dem lebenden Tier und dem leckeren Essen auf ihrem Teller herstellen können. Einer der Mechanismen ist also die Verborgenheit.

In Deutschland gibt es jährlich ungefähr 200 Millionen Nutztiere,[4] also fast 2,5-mal so viele, wie Menschen hier leben. Hast du dich schon mal gefragt, wo all die Tiere sind? Wir sehen täglich viele Menschen, doch Nutztiere sehen wir kaum. Die Verborgenheit bezieht sich aber nicht nur darauf, dass wir nicht sehen, was mit den Tieren geschieht, sondern auch auf unsere Ausdrucksweise. So sprechen wir davon, wie viel Tonnen Fleisch pro Jahr »produziert« werden, statt davon zu sprechen, wie viele Tiere getötet werden.

Wenn man fleischessende Menschen mit der Thematik konfrontiert, wird häufig eine Vielzahl von Argumenten zur Rechtfertigung angeführt.

Melanie Joy fasst diese Argumente in den sogenannten *drei Ns* zusammen. Der Verzehr von Fleisch sei *normal*, *natürlich* und *notwendig*. Den Punkt der Normalität können wir vermutlich alle gut nachvollziehen. Denn der Verzehr von Fleisch und anderen tierischen Produkten ist fest in unserer Gesellschaft verankert.

Als sich durch den Veganismus meine Weltanschauung völlig veränderte, war ich erstaunt, wenn mir Menschen erwiderten, eine vegane Lebensweise sei ihnen zu extrem. Ist es nicht – ganz objektiv betrachtet – wesentlich extremer, Tieren gewaltsam das Leben zu nehmen oder sie grausam zu behandeln, nur weil ihr Fleisch oder ihre Produkte gut schmecken?

Ein weiteres Argument, dem wir noch an anderer Stelle auf den Grund gehen werden, ist, dass es *natürlich* ist, Fleisch zu essen. Unsere Vorfahren haben das bereits vor Jahrtausenden gemacht. Ob das wirklich stimmt, beleuchten wir im Kapitel »Der Mensch ist ein Fleischfresser« einmal genauer. Fest steht jedoch, dass wir bereits viele Gewohnheiten, die einst als natürlich galten, längst abgelegt haben. So jagen und sammeln wir unsere Nahrung nicht mehr selbst, sondern fahren mit unserem Auto bis zum Supermarkt, um uns dort aus den Regalen und Tiefkühltruhen zu bedienen.

Schließlich gibt es da noch den Mythos, dass Fleisch essen *notwendig* sei. Unser Körper benötigt schließlich Proteine, Eisen, Kalzium und andere Nährstoffe, die Pflanzen uns nur in unzureichender Form liefern. Dass das nicht der Fall ist, weißt du bereits, sonst würdest du dieses Buch vermutlich nicht in Händen halten.

Ein grundlegender Mechanismus des Karnismus ist die Verzerrung der Wahrnehmung. Während wir die einen Tierarten als Individuen schätzen und sie sogar als vollwertige Familienmitglieder aufnehmen, werden andere Tierarten als reine Objekte betrachtet.[5]

Wenn es einem sogenannten Nutztier gelingt, die Schwelle zum Haustier zu überschreiten, sorgt es häufig sogar für Aufmerksamkeit. Zum Beispiel ist George Clooney dafür bekannt, jahrelang ein Hängebauchschwein als Haustier gehalten zu haben. Hätte er einen Hund oder eine Katze gehabt, hätte sich kaum jemand dafür interessiert. Diese Klassifizierung der Tiere in unterschiedliche Gruppen – ja, man könnte beinahe sagen Kasten – halte ich aus ethischen Gesichtspunkten für äußerst fragwürdig.

Um auf die eingangs gestellte Frage zurückzukommen, ob es aus ethischer Sicht vertretbar ist, tierische Produkte zu essen: Ich muss sie mit einem klaren »Nein« beantworten. Es ist nicht vertretbar, weil wir in unseren Breiten nicht auf tierische Produkte angewiesen sind. Letzten Endes wird ein Leben beendet, und das nur für ein kurzes Geschmackserlebnis. Das steht in keinem Verhältnis zueinander.

Laut Melanie Joy ist der Karnismus eine dominante und gewaltvolle Ideologie, die es uns möglich macht, die Grausamkeit des Fleischessens zu ertragen. Denn faktisch ist dies zumindest in unseren Breiten absolut nicht notwendig.

Vegan für die Umwelt

Wie beeinflusst unsere Ernährung eigentlich die Umwelt? Eine Frage, mit der ich mich bis zu meiner Ernährungsumstellung noch nie ernsthaft auseinandergesetzt hatte. Klar – Massentierhaltung ist nicht gut für das Klima, für den Sojaanbau wird der Regenwald gerodet, und die Gülle verunreinigt unser Grundwasser. Aber was bedeutet das im Detail?

Der Fleischkonsum in der EU ist doppelt so hoch wie der weltweite Durchschnitt. Ganze 65 Kilogramm verzehrt jede:r Europäer:in pro Jahr.[6] Um die hohe Nachfrage nach tierischen Produkten zu decken, wurden im Jahr 2020 allein in Deutschland über 759 Millionen Tiere getötet.[7] Die sogenannten Nutztiere sollen möglichst hohe Gewinne erzielen, und dafür brauchen sie vor allem eins: viel Futter. Daten der Europäischen Kommission belegen, dass aktuell über 70 Prozent der landwirtschaftlichen Fläche allein dem Anbau von Viehfutter dienen. Selbst wenn man Wiesen und Weiden außer Acht lässt und sich nur auf die Ackerflächen konzentriert, bleibt die Zahl erschreckend hoch. Denn 63 Prozent der EU-weiten Ackerflächen werden ausschließlich für den Anbau von Viehfutter verwendet.[8]

Was hat der Anbau von Tierfutter nun mit dem Klimawandel zu tun?, fragst du dich vielleicht. Eine ganze Menge – und das auf vielen verschiedenen Ebenen. Vor etwa 6 000 Jahren war Europa Schätzungen zufolge zu 80 Prozent mit Wald bedeckt.[9] Heute ist nur noch die Hälfte davon übrig. Urwald, der vom Menschen unberührt blieb, findet man sogar nur noch auf 0,2 Prozent der Fläche. Zum einen liegt der Schwund unserer Wälder am Anstieg der Bevölkerungszahl, denn die Siedlungsflächen mit der zugehörigen Infrastruktur brauchen Platz. Zum anderen liegt es an der landwirtschaftlichen Fläche, auf der zu einem überwiegenden Teil Tierfutter angebaut wird.

Angesichts der sich immer weiter zuspitzenden Klimakrise müssen wir uns die Frage stellen, inwieweit wir uns den Verzicht auf Wälder zugunsten von Fleisch und anderen tierischen Produkten leisten können. Denn die Bedeutung der Wälder als Kohlenstoffspeicher ist längst klar. Wenn wir also auf tierische Produkte verzichten würden, könnten wir auf einem großen Teil der landwirtschaftlichen Flächen wieder Wälder entstehen lassen. Das gilt für die Flächen bei uns in Deutschland. Denn hier dürfen die Wälder glücklicherweise nicht mehr zugunsten von Feldern gerodet werden – auch wenn das von einigen Landwirt:innen gefordert wird. In anderen Ländern, wie beispielsweise in den tropischen Regenwäldern Brasiliens, sieht die Sache allerdings ganz anders aus. Dort wurden allein 2019 knapp 12 Millionen Hektar Wald gerodet.[10] Das entspricht ungefähr 30 Prozent der Fläche

Deutschlands. Ebenfalls 2019 wurden allein in Brasilien Sojabohnen auf einer Fläche größer als die der Landesfläche Deutschlands angebaut.[11] Und das, obwohl der Wald von Wissenschaftler:innen als »Klimaanlage unserer Erde« bezeichnet wird. Die Ursache für die Rodungen im großen Stil liegt jedoch nicht nur in Brasilien, sondern insbesondere in Europa, den USA und China. Auf den gerodeten Flächen wird nämlich Soja angebaut, das billig als Tierfutter exportiert wird. Um die gigantischen Anbauflächen zu gewinnen, wird dieses einzigartige Ökosystem niedergebrannt.

Vor Kurzem hielt ich einen Vortrag zu meinem Buch »Die Welt ist noch zu retten« in einer Bücherei. Ich sprach unter anderem über die großen Waldbrände im Amazonas-Regenwald im Jahr 2019. Nach der Lesung sprach mich einer der Gäste an. Der junge Mann stammte zufällig aus Brasilien und erzählte, dass ihn dieses Thema so sehr berühre, dass ihm die Tränen kämen, wenn er davon höre. Er erzählte von seinen beiden kleinen Kindern, mit denen er im kommenden Jahr eine große Reise an den Amazonas unternehmen wolle – denn wer wisse schon, wie lange er noch die Möglichkeit habe, ihnen seine Heimat zu zeigen. Das sind Momente, die mich sehr berühren und schmerzen. Ich stelle mir die Frage, in welchem Verhältnis der vermeintliche Genuss eines Stücks Fleischs zu den massiven Folgen steht, die für die Umwelt entstehen.

Und während eines der artenreichsten Ökosysteme dieser Erde mit all seinen Bewohnern verschwindet, gelangen große Mengen CO_2 in die Atmosphäre. Die brasilianische Regierung macht allein die Rodung der Wälder für 75 Prozent der landesweiten Treibhausgasemissionen verantwortlich.[12] Es werden also nicht nur große Mengen an Treibhausgasen durch die Rodungen freigesetzt, der Wald verliert auch seine Fähigkeit, CO_2 aus der Atmosphäre aufzunehmen und zu speichern – logisch, er ist ja nicht mehr da.

Doch angesichts der globalen Klimakrise sind Wälder wie der

tropische Regenwald überaus wertvoll. Forschende des Helmholtz-Zentrum für Umweltforschung entwickelten ein Verfahren, das Satellitendaten nutzt, um die Biomasse – in der große Mengen an Kohlenstoff gespeichert sind – abzuschätzen. Sie nutzen neuartige Satelliten mit Lasergeräten, die in Kombination mit dem Waldmodell FORMIND sehr genau Klima- und Bodendaten sowie das Wachstum einzelner Bäume simulieren. So ließ sich im Jahr 2018 berechnen, dass im Amazonas-Regenwald 76 Milliarden Tonnen CO_2 gebunden sind und jährlich weitere 600 Millionen Tonnen Kohlenstoff gebunden werden.[13] Damit die Zahl besser vorstellbar wird, möchte ich sie mit dem CO_2-Ausstoß von Deutschland vergleichen, der 2020 bei 702 Millionen Tonnen lag.

Grundsätzlich wird schnell deutlich, dass wir Wälder brauchen – ganz egal, ob in Brasilien oder in Deutschland – und uns eine Rodung weiterer Flächen nicht leisten können. Wenn es um den negativen Einfluss der Landwirtschaft auf das Klima geht, müssen wir uns auch zwei weiteren Treibhausgasen widmen. Das neben CO_2 vermutlich bekannteste ist Methan. Der mit Abstand größte Verursacher von Methan-Einträgen in die Atmosphäre ist mit 63 Prozent die Landwirtschaft, insbesondere die Tierhaltung.[14] Methan entsteht, wenn organisches Material unter Luftabschluss abgebaut wird. Dieser Prozess ist für Wiederkäuer wie Kühe, Schafe und Ziegen typisch. Zum einen wird während ihrer Verdauung Methan freigesetzt, zum anderen, wenn ihre Fäkalien als Dünger auf die Felder und Wiesen ausgebracht werden. Weltweit werden ungefähr 1,6 Milliarden Rinder und Hausbüffel gehalten,[15] und in Anbetracht dieser großen Zahl wird schnell klar, warum die Landwirtschaft auf Platz eins der Methan-Emittenten liegt.

Das dritte sehr klimawirksame Treibhausgas im Bunde ist Lachgas, das etwa 300-mal so klimaschädlich ist wie CO_2. Auch beim Ausstoß von Lachgas liegt die Landwirtschaft mit einem Anteil von 79 Prozent in Deutschland an der Spitze. Neben der Tierhaltung sind auch die Ausbringung von stickstoffhaltigen Düngemitteln Wege, wie das Treibhausgas in die Atmosphäre gelangt. Du siehst nun, dass die Tierhaltung einen nicht zu vernachlässigenden Anteil am Ausstoß von Treibhausgasen hat.

In vielen Diskussionen wurde mir das Argument entgegengebracht, dass ein regionaler Käse oder ein regionales Stück Fleisch doch besser für die Umwelt seien als Ersatzprodukte. Ich kann gut verstehen, dass sich dieses Gefühl einstellt, wenn man beim benachbarten Bauern den Kühen beim Grasen auf den Weiden zusieht. Stellt man sich verglichen damit vor, dass ein Ersatzprodukt industriell gefertigt wird, ist von ländlicher Idylle keine Spur. Doch der Schein trügt. Ersatzprodukte sind nicht nur besser für das Wohl der Tiere, sondern auch besser für die Umwelt. Behaupten kann das natürlich jeder, doch es gibt tatsächlich eine Möglichkeit, die Klimawirksamkeit verschiedener Produkte miteinander zu vergleichen. Dadurch lässt sich eindeutig beurteilen, welche Produkte vor dem Hintergrund der Klimakrise nun die bessere oder auch schlechtere Wahl sind. Doch dazu muss ich ein wenig ausholen.

Ein Maß, um die Klimaschädlichkeit eines Produktes zu benennen, sind die CO_2-Äquivalente. Nicht nur das Treibhausgas CO_2 fließt in die Berechnung mit ein, sondern auch andere klimawirksame Gase wie Lachgas und Methan. Die Gase tragen in unterschiedlichem Maße zum Treibhauseffekt bei und verbleiben unterschiedlich lange in der Atmosphäre. Du siehst – auf den ersten Blick ist ein Vergleich der Gase ziemlich komplex und erscheint kaum möglich. Denn erschwerend hinzu kommt, dass für unsere Konsumgüter häufig eine Mischung der Treibhausgase ausgestoßen wird. So sorgen tierische Produkte wie Wurst nicht nur für einen erhöhten CO_2-Ausstoß, zum Beispiel, weil Flächen für den Futtermittelanbau entwaldet werden, sondern die Ackerflächen werden gedüngt, und es gelangt Lachgas in die Atmosphäre sowie Methan, das Wiederkäuer direkt ausstoßen. Klingt ganz schön kompliziert, oder?

Um die Wirkung der Treibhausgase und im Zuge dessen auch der unterschiedlichen Endprodukte vergleichbar zu machen, wurde vom IPCC (Intergovernmental Panel on Climate Change) der Index festgelegt, der auch als *Global Warming Potential* bezeichnet und in der Regel für einen Zeitraum von 100 Jahren angegeben wird. Die Zahl sagt aus, in welchem Maß ein Gas (oder auch die Mischung verschiedener Gase) in einem festgelegten Zeitraum verglichen mit der gleichen Menge CO_2 zur Erwärmung der Erde beiträgt. Und an dieser Stelle schlagen wir den Bogen wieder zu dem regionalen Käse und dem veganen Käse auf Kokosbasis zurück. Ein Schnittkäse verursacht ungefähr 6 Kilogramm CO_2-Äquivalente pro Kilo. Für veganen Käse werden laut Studie des Instituts für Energie- und Umweltforschung Heidelberg nur 2 Kilogramm CO_2-Äquivalente pro Kilo ausgestoßen. Und – so viel kann ich an dieser Stelle verraten – das ist kein Einzelfall. Ausnahmslos jedes tierische Produkt schneidet in der Ökobilanz schlechter ab als das entsprechende Ersatzprodukt.[16]

Doch die Treibhausgasemissionen sind nicht die einzige Umweltproblematik, die im Zusammenhang mit dem Konsum tierischer Produkte steht. Die Folgen der Klimakrise sind mittlerweile auch bei uns spürbar. Die Sommer werden den Aufzeichnungen des Deutschen Wetterdienstes zufolge seit 40 Jahren immer heißer. Was vor 1990 noch als ein besonders heißer Sommer galt, ist heute nur mehr durchschnittlich. Auch die Zahl extrem heißer Tage mit Temperaturen von über 30 Grad Celsius nimmt zu.[17] Doch es wird nicht nur heißer, sondern durch einen Rückgang der Niederschläge auch trockener. So zeigten die Aufzeichnungen des Deutschen Wetterdienstes im Jahr 2020 einen Rückgang der Niederschläge um 10 Prozent. Die Kombination aus großer Hitze und geringen Niederschlagsmengen ist insbesondere für die Landwirtschaft eine große Herausforderung, denn die Böden trocknen aus. Das führte beispielsweise in dem großen Hitzejahr 2018 zu Ernteausfällen, sowohl auf Acker- als auch auf Grünlandflächen, und es kam zu einer Futtermittelknappheit.[18]

Klimaforschende prognostizieren, dass es in Zukunft immer häufiger zu Extremwetterereignissen wie beispielsweise länger anhaltenden Dürreperioden kommen wird. Um Ernteausfälle und daraus resultierende Nahrungsmittelknappheiten zu vermeiden, werden die Felder daher immer häufiger bewässert werden müssen. Um zukünftige Nutzungskonflikte im Bereich des Wassers zu vermeiden, arbeitet das Bundesumweltministerium an einer nationalen Wasserstrategie, in der unter anderem definiert ist, wer im Falle einer Wasserknappheit bei der Wassernutzung den Vorrang hat.[19]

Doch was bauen wir eigentlich auf unseren Feldern an, und für wen bauen wir die Nahrungsmittel an? Auf über einem Drittel der Ackerfläche Deutschlands wird Getreide angebaut, das zu über 50 Prozent an die Tiere verfüttert wird. Und nur auf knapp 3 Prozent der Fläche werden Obst und Gemüse als Nahrungsmittel angebaut.[20] Würden wir also den Konsum tierischer Produkte drastisch reduzieren, müssten folglich auch weniger Flächen bewässert werden, was Konflikte rund um das Thema Wassernutzung abschwächen könnte.

Die Tierhaltung beeinflusst neben der Wassermenge auch die Wasserqualität. Meine Familie und ich leben am Rand eines kleinen Städtchens im Sauerland. Der Ort liegt im Tal, und am höher gelegenen Ortsausgang befindet sich ein Milchviehbetrieb, der vor Kurzem noch erweitert wurde. Schätzungsweise 200 Milchkühe fristen dort ihr Dasein. Im Sommer werden wir etwa einmal monatlich, insbesondere wenn der Wetterbericht Regen vorhersagt, von einem beißenden Gestank nach Ammoniak belästigt. Dann werden die Fäkalien der Tiere auf den umliegenden Wiesen verteilt. Wir müssen an dem Tag unsere Fenster geschlossen halten, wenn wir vermeiden möchten, dass alles im Haus inklusive der frisch gewaschenen Wäsche nach Gülle riecht. Aber die Fäkalien der Tiere müssen entsorgt werden.

Durchschnittlich produziert eine Milchkuh pro Tag 55 Liter Gülle.[21] Bei einem Milchviehbetrieb mit 200 Tieren entstehen damit monatlich rund 330 000 Liter Gülle. Diese wird ungeklärt und in Massen auf den Wiesen verteilt, sodass schon lange nicht mehr von einer Düngung gesprochen werden kann. Vielmehr ist es eine einfache Form der Abfallentsorgung, und genau das macht sich auch an unseren Gewässern und im Grundwasser bemerkbar – unter anderem an zu hohen Nitratwerten. Sowohl in synthetischem Pflanzendünger als auch in Gülle, Jauche oder Mist ist Stickstoff enthalten. Wird mehr gedüngt, als die Pflanzen aufnehmen können, verbleibt zwar ein Teil des Stickstoffs im Boden, der weitaus größere Teil wird jedoch als Nitrat ins Grundwasser transportiert. So kommt es insbesondere an Stellen, wo mehr gedüngt wird, als die Pflanzen aufnehmen können, zu erhöhten Nitrateinträgen ins Grundwasser.[22] Knapp drei Viertel unseres Trinkwassers stammen aus den Grundwasservorräten.[23] Deswegen gibt es beispielsweise für Nitrat einen Grenzwert von 50 mg/l, denn ein erhöhter Nitratgehalt kann gesundheitliche Folgen haben. Insbesondere bei Säuglingen besteht bei einer erhöhten Nitrataufnahme die Gefahr, dass das Nitrat zu Nitrit umgewandelt wird. Dies wandelt das für den Sauerstofftransport zuständige Hämoglobin in Methämoglobin um, was dazu führt, dass die Sauerstoffversorgung des Körpers gefährdet wird. Bei Babys ist dieses Phänomen als Blausucht bekannt, denn die Haut der Säuglinge verfärbt sich aufgrund des Sauerstoffmangels bläulich. Bei gesunden Erwachsenen besteht die Gefahr einer Blausucht zwar nicht, allerdings kann das Nitrit im Magen mit Aminen zu Nitrosaminen reagieren, bei denen in Tierversuchen eindeutig eine krebserregende Wirkung nachgewiesen werden konnte.

Um das Überschreiten der Nitratwerte im Trinkwasser zu vermeiden, müssen kostenintensive Maßnahmen ergriffen werden, wie beispielsweise das Mischen von Rohwasser mit unterschiedlichen Nitratgehalten. Diese Kosten werden letztendlich auf uns Verbraucher:innen umgelegt.[24] Der Europäische Gerichtshof mahnte bereits 2018 an, dass Deutschland gegen die europäische Nitratrichtlinie verstoße, und es sollten Maßnahmen ergriffen werden, um dem entgegenzuwirken. Ob die novellierte Düngeverordnung dafür sorgt, dass unser Land das Problem in den Griff bekommt, bleibt abzuwarten. Sollte es nicht gelingen, droht Deutschland eine Strafzahlung.

Du siehst also, dass der Konsum tierischer Produkte weitreichende Folgen auf die Umwelt hat – von der Erderwärmung durch einen erhöhten Ausstoß an Treibhausgasen bis hin zu einer Beeinträchtigung unseres Trinkwassers. Die Menge des für unseren Planeten Erträglichen wurde längst überschritten. Um mir selbst einmal bildlich vor Augen zu führen, welche positive Wirkung das Weglassen von tierischen Produkten auf die Umwelt hat, habe ich meinen ökologischen Fußabdruck berechnet. Bevor ich mich vegan ernährte, standen Fleisch, Milchprodukte, Ei und Fisch täglich und zu jeder Mahlzeit auf dem Speiseplan. Allein durch meine Ernährungsumstellung konnte ich meinen ökologischen Fußabdruck um 25 Prozent verkleinern. Das zeigt, wie groß der Einfluss eines jeden von uns sein kann, wenn man sich für den Weg einer pflanzlichen Lebensweise entscheidet.

Die Viehhaltung hat aber nicht nur einen großen Einfluss auf das Klima, sondern auch auf die Artenvielfalt. Dass es in den tropischen Regenwäldern ein großes Thema ist, ist nachvollziehbar – aber wie sieht es in Europa aus? Um diese Frage zu klären, sollten wir einen großen Schritt zurückgehen. Denn um zu beantworten, welchen Einfluss die Viehhaltung auf die Artenvielfalt hat, sollten wir zunächst klären, was Artenvielfalt überhaupt bedeutet. Der Begriff wird nämlich gerne benutzt, wenn es um Themen geht, die den Umweltschutz betreffen, ist aber oftmals sehr schwammig in seiner Bedeutung. Laut der Bundeszentrale für politische Bildung ist er wie folgt definiert: *Umgangssprachlich versteht man unter Artenvielfalt meist vereinfacht die Gesamtzahl an Arten, die in einem Gebiet vorkommt.*

So weit, so gut. Doch was sich in der Theorie recht simpel anhört, ist in der Praxis gar nicht so leicht umzusetzen. Denn *die Gesamtzahl an Arten* bedeutet wirklich ALLE Arten. Nicht nur die schönen Singvögel und Schmetterlinge, sondern auch alle Insekten. Nicht nur die, die auf Blüten, Bäumen oder Sträuchern sitzen, sondern auch die, die im Boden leben. Die Artenvielfalt in einem bestimmten Gebiet zu erfassen, ist also gar nicht so einfach, denn insbesondere bei den Arten, die im Boden zu Hause sind, ist ein ganzer Teil noch nicht erforscht. Da wird es also knifflig mit dem Begriff. Eines steht jedoch fest: Wir Menschen sorgen mit unserem rücksichtslosen Konsumverhalten dafür, dass immer mehr Arten verdrängt und sogar ausgerottet werden.

Dass Deutschland einst zu etwa 80 Prozent von mächtigen Buchenurwäldern bedeckt war, weißt du sicher. Dort waren völlig andere Tier- und Pflanzenarten zu Hause als in der heutigen Kulturlandschaft. Und auch die verändert sich zunehmend zum Nachteil – insbesondere für Insekten. Ein Beispiel, an dem das Insektensterben im Alltag sichtbar wird, sind die toten Tierchen auf den Windschutzscheiben unserer Autos. Ich erinnere mich noch gut an längere Autofahrten in meiner Kindheit. Wenn wir am Wochenende zu meinen Großeltern fuhren, hielten wir auf dem Weg immer an einer Tankstelle. Während mein Vater das Auto tankte, reinigte er immer auch die Windschutzscheibe, der unzählige Insekten zum Opfer gefallen waren. Heute kann ich mich nicht erinnern, jemals die Windschutzscheibe meines Autos an der Tankstelle gereinigt zu haben. Es ist schlichtweg nicht mehr nötig.

Das Insektensterben ist die Folge der intensiven Landwirtschaft. Hektargroße Monokulturen, die überdies mit für die kleinen Tierchen tödlichen Pestiziden behandelt werden, bieten keinen Lebensraum – nur den sicheren Tod. Und was wird auf den riesigen Monokulturen angebaut? Zu einem Großteil Futter für die Tiere.[25] Und nicht nur die Monokulturen sind für Insekten problematisch, sondern auch das Grünland.

Die meisten der grünen Wiesen, die wir in unserer Landschaft sehen, sind auch nichts anderes als Anbauflächen für Viehfutter. Sie werden häufig mehrmals pro Jahr gemäht. Dabei sterben viele Insekten und verlieren ihren Lebensraum, aber nicht nur das. Hast du dich vielleicht schon mal gefragt, warum man gar keine bunten Blumenwiesen mehr sieht? In meiner Heimat kann ich dieses Phänomen wunderbar beobachten. Meine Eltern halten zwei Pferde auf einer großen Weide. Im Sommer ist die Weide eine wahre Blütenpracht und ein Paradies für unzählige Insekten. Gleich neben der Weide ist eine Wiese, die regelmäßig gemäht wird. Hier findet man nur eine Handvoll verschiedener Pflanzen. Wie kommt dieser Unterschied zustande? Die Wiesen werden so häufig gemäht, dass die Pflanzen gar nicht in das Stadium kommen, Samen zur Vermehrung produzieren zu können. Und so bleiben am Ende wenige Arten übrig, die für die Insekten kaum noch etwas hergeben. Mit dem Verzicht auf tierische Produkte tust du also nicht nur den Nutztieren einen Gefallen, sondern auch vielen anderen Pflanzen und Tieren, deren Lebensraum durch den Konsum tierischer Produkte bedroht wird. Ich finde es toll, wenn sich Menschen Staudengärten anlegen und Insektenhotels aufstellen. Eine weitere und ganz besonders große Hilfe ist aber die Umstellung auf eine vegane Lebensweise.

Vegan für die Gesundheit

Für eine vegane Lebensweise spricht neben dem Tierwohl und der Umwelt auch der gesundheitliche Aspekt. Studien haben gezeigt, dass der Konsum tierischer Produkte längst ein Ausmaß erreicht hat, das die Gesundheit massiv negativ beeinflusst. Das Spektrum ist überaus vielfältig und reicht von einem persönlich erhöhten Risiko, an verschiedenen Zivilisationskrankheiten zu erkranken, bis hin zu antibiotikaresistenten Keimen, Epidemien und Pandemien, deren Entstehung in der Tierhaltung und dem Konsum tierischer Produkte begründet liegt.

Insbesondere meinen Mann hat der gesundheitliche Aspekt der veganen Ernährung sehr überzeugt, ganz im Gegensatz zu unserem Hausarzt. Ernährt man sich pflanzlich, empfiehlt es sich, einmal jährlich verschiedene Blutwerte überprüfen zu lassen, über die du in diesem Buch noch mehr erfahren wirst. Ich befand mich gerade mitten in der Weiterbildung zur veganen Ernährungsberaterin, als ich einen Arzttermin vereinbarte, um überprüfen zu lassen, ob sich meine Blutwerte im Normbereich befanden. Bereits am Empfang wurde ich mit bekannten Sätzen wie »Vegetarisch geht ja noch, aber als Veganerin kann man doch gar nichts mehr essen« begrüßt. Na, hoffentlich ist mein Hausarzt offener für das Thema als seine Angestellten, dachte ich beim Betreten des Wartezimmers. Meine Hoffnung schwand, als der Arzt mir – ohne dass ich ihn nach seiner Meinung gefragt hatte – mitteilte, ich schade mit einer veganen Ernährung meiner Gesundheit. Auf Eisen und Vitamin D müsse man mein Blut gar nicht untersuchen, denn da hätte ich auf jeden Fall einen Mangel. Meinen Einwand, dass es einige pflanzliche Eisenquellen gebe, wehrte er ab. Ich sagte ihm, dass ich gerne meinen Holo-TC-Wert überprüfen lassen möchte. »Holo-TC? Was soll das denn sein?«, entgegnete mir der Arzt, der wohlgemerkt Ernährungsmediziner ist. Ich erklärte ihm, dass es sich dabei um den Speicherwert für Vitamin B_{12} handele, woraufhin er mir weismachen wollte, dass Vitamin B_{12} aufgrund seiner Wasserlöslichkeit nicht vom Körper gespeichert werden könne. Glücklicherweise konnte ich aufgrund meines frisch erworbenen Wissens zu dem Thema selbstbewusst auftreten und erklärte ihm, dass es selbstverständlich gespeichert werden könne, und das sogar über mehrere Jahre hinweg. Immerhin erklärte er sich bereit, es nachzulesen.

Wie du vielleicht schon vermutet hast, kam ich mit meinem Hausarzt auf keinen grünen Zweig und habe die Praxis ohne Blutuntersuchung verlassen. Doch warum erzähle ich dir diese Anekdote? Ärzt:innen sind in den meisten Fällen keine Ernährungsexpert:innen, und im Studium wird nur am Rande etwas über das Thema Ernährung gelehrt. Und sogar mein Hausarzt als Ernährungsmediziner war offensichtlich nur unzureichend über verschiedene Nährstoffe und unterschiedliche Ernährungsformen informiert. Trotzdem gab er ungefragt sein falsches Wissen an mich weiter und hätte mich im schlimmsten Fall vom Weg der veganen Ernährung abgebracht.

Glücklicherweise gibt es aber auch Ärzt:innen, die der Thematik positiv gegenüberstehen – und nicht nur das, sie empfehlen sogar ausdrücklich eine vegane Ernährung, um die Gesundheit zu erhalten und schwerwiegenden Erkrankungen vorzubeugen. So beispielsweise Prof. Dr. Andreas Michalsen. Der Medizinprofessor ist Chefarzt der Abteilung Naturheilkunde im Immanuel Krankenhaus in Berlin und Experte auf dem Gebiet der pflanzenbasierten Ernährung. Er sieht die Vorteile einer veganen Ernährung unter anderem darin, dass für den Körper als gesundheitskritisch geltende gesättigte Fettsäuren und andere Schadstoffe nicht aufgenommen werden. Im Gegensatz dazu werden dem Körper bei einer veganen Ernährung große Mengen an Vitaminen, Ballaststoffen und sekundären Pflanzenstoffen zugeführt.[26]

Auch Studien bestätigen, dass eine pflanzenbetonte (also überwiegend pflanzliche) oder vegane Ernährung das Risiko, an den sogenannten Zivilisationskrankheiten zu erkranken, deutlich senken kann. Dazu gehören zum Beispiel Bluthochdruck, Übergewicht, Diabetes Typ 2 und verschiedene Krebsarten. Eine Studie über die Wirkung einer veganen Ernährung auf unseren Körper ist die *Adventist Health Study 2*, die mit 96 000 Teilnehmenden die weltweit größte Studie mit vegan lebenden Menschen darstellt. Die Teilnehmenden der Studie gehören einer christlichen Glaubensgemeinschaft an, die sich für einen gesunden Lebensstil ausspricht. Die Ergebnisse innerhalb der Studie belegten, dass die vegan lebenden Teilnehmer:innen ein um 42 Prozent reduziertes Risiko hatten, an Herzkrankheiten zu erkranken. Auch ihr BMI, die Blut-Cholesterinwerte sowie das Risiko für Bluthochdruck, Diabetes mellitus Typ 2 und das metabolische Syndrom waren bei den Veganer:innen am niedrigsten.[27]

Eine Ernährung, die reich an Obst, Gemüse, Vollkornprodukten, Nüssen und Samen und gleichzeitig arm an tierischen Produkten ist, kann unserem Körper nicht nur zugutekommen, indem sie uns vor Zivilisationskrankheiten schützt. Sie kann sogar eingesetzt werden, um bereits bestehende Erkrankungen zu therapieren.

Ich finde es sehr erstaunlich, welch großen Einfluss die Ernährung auf unsere Gesundheit hat und wie wenig darüber im Medizinstudium gelehrt wird. So sagte doch bereits der griechische Arzt Hippokrates, der auch als Vater der Naturheilkunde gilt: »Eure Nahrungsmittel sollen eure Heilmittel sein, und eure Heilmittel sollen eure Nahrungsmittel sein.« Der Einfluss der Ernährung auf unseren Körper ist also seit über zweitausend Jahren bekannt. Umso mehr verwunderte mich die Reaktion des behandelnden Arztes, als bei einem Familienmitglied Bluthochdruck diagnostiziert wurde. Der Arzt riet nämlich nicht zu einer Ernährungsumstellung, sondern war der Meinung, dass ein hoher Blutdruck in dem Alter normal sei, und verschrieb Blutdrucksenker.

Dass Medikamente nicht der Schlüssel für Gesundheit bis ins hohe Alter sein können, sagt uns eigentlich schon der gesunde Menschenverstand. Vielmehr ist es die Ernährung, die ein stabiles Grundgerüst bilden kann. Kurz gesagt: Ernährst du dich richtig, erhöhst du dadurch deutlich die Wahrscheinlichkeit, alt zu werden und gesund zu bleiben.

Ein sehr eindrucksvolles Beispiel bilden die sogenannten *Blue Zones* dieser Erde. Das sind Gegenden, in denen die Menschen deutlich älter als der Durchschnitt werden. Forschende haben das Phänomen genauer unter die Lupe genommen und festgestellt, dass es mehrere Gemeinsamkeiten gibt. In den meisten der *Blue Zones* ist die Ernährung zu einem überwiegenden Teil pflanzlich. Es gibt viel Obst, Gemüse, Vollkornprodukte, Kartoffeln, Hülsenfrüchte und nur in einem sehr geringen Umfang Milchprodukte, Fleisch und Fisch. Weitere Gemeinsamkeiten sind eine traditionelle Lebensweise, ein starker Zusammenhalt der Gemeinschaft und reichlich Bewegung an der frischen Luft.

Gerade in den westlichen Ländern wird in den Medien jedoch häufig ein Bild von Ernährung verbreitet, das nahelegt, dass wir insbesondere tierisches Protein benötigen, um schlank und fit zu werden. Low-Carb und die Atkins-Diät sind nur zwei Beispiele für Trends, die beinhalten, dass man möglichst wenig Kohlenhydrate und möglichst viel tierisches Eiweiß zu sich nehmen sollte. Auch ich habe in meinen frühen Zwanzigern daran geglaubt, dass ich nur dann schlank sein könne, wenn ich Kohlenhydrate weitestgehend meide. So ernährte ich mich phasenweise von Rührei, Hähnchenbrust und Light-Käse. Diese Art der Ernährung hielt ich allerdings nicht lange durch – zum Glück, wie ich heute weiß.

Forschende der University of California führten eine Studie mit 6 000 Teilnehmenden durch und kamen zu dem Ergebnis, dass der übermäßige Verzehr von tierischem Eiweiß zu einer dramatischen Erhöhung des Krebsrisikos führt. Das Risiko, an Krebs zu sterben, ist bei einer proteinreichen Kost um den Faktor vier erhöht im Vergleich zu einer proteinarmen Kost. Das Risiko, an Diabetes zu versterben, ist laut Ergebnissen der Studie um ein Vielfaches geringer, wenn man sich proteinarm ernährt. Doch warum erhöht tierisches Protein beispielsweise das Krebsrisiko? Wenn wir tierisches Protein aufnehmen, wird der Spiegel an Wachstumshormonen im Körper erhöht. Das sorgt jedoch nicht nur für das Wachstum der Muskeln, sondern auch für das Wachstum von Krebszellen. Die positive Nachricht: Die Aufnahme von pflanzlichem Protein hat laut Studie keine negativen gesundheitlichen Auswirkungen.[28] Wenn du also Bodybuilding oder Fitness betreibst, ist es allein aus gesundheitlichen Aspekten von Vorteil, auf ein pflanzliches Eiweißpulver – zum Beispiel auf der Basis von Erbsen- oder Lupinenprotein – zurückzugreifen.

Auch der übermäßige Konsum von Milchprodukten ist für unsere Gesundheit nicht von Vorteil, obwohl die meisten von uns – mich eingeschlossen – es anders gelernt haben. So gab es in meiner Kindheit zum Abendbrot immer ein Glas Milch, denn das enthaltene Kalzium sorgte schließlich für starke Knochen. Bei einer schwedischen Studie stellte sich jedoch das Gegenteil heraus. Bei Frauen stieg mit zunehmendem Milchkonsum das Osteoporose-Risiko, was unter anderem darauf zurückzuführen ist, dass in Milch die Aminosäuren Methionin und Cystein sowie Phosphoproteine enthalten sind. Sie wirken chemisch wie eine Säure, die der Körper durch Kalzium, das aus den Knochen mobilisiert wird, versucht abzupuffern. Japanische Frauen, die sehr wenig Milch trinken, leiden in den Wechseljahren übrigens deutlich seltener unter Osteoporose.

Grundsätzlich ist der menschliche Körper nicht auf den Verzehr von Milch und Milchprodukten ausgelegt, und machen wir uns mal nichts vor: Es ist nichts anderes als Muttermilch einer anderen Spezies, die wir noch im Erwachsenenalter konsumieren. Wir sind zwar Säugetiere, aber natürlicherweise würden wir im Alter zwischen zwei und sieben Jahren abgestillt, und ab diesem Zeitpunkt stellt unser Körper eigentlich die Produktion des Milchzucker spaltenden Enzyms Laktase ein. Nun kam es vor etwa 8 000 Jahren zu einer genetischen Mutation, die dazu führte, dass Laktase auch im Erwachsenenalter produziert wurde und somit Kuhmilch bekömmlich machte. Gerade auf der Nordhalbkugel entwickelte sich das zum Überlebensvorteil, und so vertragen mittlerweile 80 bis 90 Prozent der europäischen Bevölkerung auch als Erwachsene laktosehaltige Lebensmittel. Weltweit betrachtet sind es allerdings nur 30 Prozent.

Ich habe diesbezüglich eine interessante Beobachtung gemacht. Vor meiner Umstellung hatte ich keine Probleme damit, Milchzucker zu verdauen. Während der Übergangszeit ernährte ich mich – zumindest, wenn ich irgendwo zu Gast war – nicht strikt vegan, sondern machte ab und an vegetarische Ausnahmen. So waren wir an einem Sonntag bei meiner Schwiegermutter zu Besuch, die einen Apfelkuchen für uns gebacken hatte. Dazu gab es Schlagsahne und auch etwas Kuhmilch in den Kaffee. Als wir abends wieder zu Hause waren, wurde ich von schlimmen Bauchkrämpfen überrascht. Kurze Zeit später erlebte ich eine ähnliche Situation. Offenbar hatte mein Dünndarm die Produktion von Laktase eingestellt oder zumindest so stark reduziert, dass die Kuhmilch nicht mehr verdaut werden konnte. Ich bin also durch die vegane Ernährung laktoseintolerant geworden.

Der Verzehr von tierischen Produkten und die häufig damit verbundene Tierhaltung bergen jedoch nicht nur Risiken für die individuelle Gesundheit, sondern ebenso für die Entstehung von Virusinfektionen, die unsere Gesellschaft im schlimmsten Falle vor ernst zu nehmende Herausforderungen stellen. Denn was haben Erkrankungen wie die Vogelgrippe, die Schweinegrippe, Ebola und HIV gemein? Sie haben alle einen zoonotischen Ursprung. Die *Food and Agriculture Organization of the United Nations* gibt an, dass 75 Prozent aller neu auftretenden Infektionskrankheiten, die den Menschen befallen, tierischen Ursprungs sind. 60 Prozent aller menschlichen Krankheitserreger sind zoonotisch.[29] Sie werden also vor allem dann übertragen, wenn Menschen einen engen Kontakt zu Tieren haben.

Eine besonders große Gefahr stellt die Verlagerung der industriellen Tierhaltung in wärmere und feuchte Klimazonen dar. Sie sind ein echter Brutherd für Krankheiten. Da die Viehhaltung sich zudem zunehmend auf Großbetriebe konzentriert, bedeutet dies im Umkehrschluss, dass die Tiere häufiger und über weitere Strecken transportiert werden. So können sich die Krankheitserreger spielend leicht ausbreiten. Nicht selten werden Viren von Schweinen oder Geflügel auf den Menschen übertragen, so auch bei der bekannten Vogelgrippe, bei der eine Pandemie bislang glücklicherweise verhindert werden konnte.

Wenn wir das gesundheitliche Wohl unserer Gesellschaft in den nächsten Jahren und Jahrzehnten fördern möchten, werden wir nicht drum herumkommen, die Tierhaltung zu revolutionieren. Das bedeutet: weg von der Masse und mehr Raum für die Tiere. Das kann aber nur funktionieren, wenn der Konsum ihrer Produkte massiv eingeschränkt wird. Die Einschränkung würde einer weiteren Problematik entgegenkommen, die in den nächsten Jahren zu einer großen Bedrohung für unser Gesundheitssystem werden könnte. Ich spreche von antibiotikaresistenten Keimen. Du hast bestimmt schon mal von dem sogenannten Krankenhauskeim gehört. Bei dem Keim handelt es sich um Methicillin-resistente Staphylococcus-aureus-Stämme, kurz MRSA. Sie haben eine Resistenz gegen das Antibiotikum Methicillin, aber auch gegen andere Antibiotika entwickelt, die bei Staphylokokken-Infektionen zum Einsatz kommen.

Warum ist das problematisch? Da die Therapiemöglichkeiten durch die Resistenz sehr eingeschränkt sind, ist beispielsweise die Zahl der Todesfälle bei einer Blutvergiftung doppelt so hoch, wie wenn die Staphylokokken auf das Antibiotikum reagieren.[30] Jetzt fragst du dich vielleicht, was das Ganze mit der Tierhaltung zu tun hat. Untersuchungen haben ergeben, dass in der Hälfte aller konventionellen (also nicht bio-zertifizierten) Schweinemastanlagen die Tiere mit MRSA besiedelt sind. Tritt dieser Keim in Tierbeständen auf, spricht man von LA-MRSA *(Livestock-associated MRSA)*, aber das nur am Rande.

Doch der Keim tritt nicht nur bei Schweinen auf, sondern konnte auch bei Rindern, Geflügel und Pferden nachgewiesen werden. Auffallend dabei ist, dass es offenbar einen Zusammenhang zwischen der Bestandsgröße und der Häufigkeit von MRSA gibt. Je mehr Tiere ein

Betrieb hält, umso mehr Tiere sind mit dem Keim besiedelt. Im abgepackten Fleisch im Supermarkt sind laut Studien bis zu 30 Prozent des Fleisches mit MRSA besiedelt.[31] Das bedeutet jedoch nicht, dass Veganer:innen vor dem Keim sicher sind, nur weil sie auf tierische Produkte verzichten. Es kann auch zu einer Kontamination von Obst und Gemüse kommen, wenn es mit Fäkalien infizierter Nutztiere gedüngt wird. In der Tierhaltung werden jährlich tonnenweise Antibiotika eingesetzt. Klar – wenn man Tausende von Tieren auf engstem Raum hält, hat man keinen Überblick darüber, ob eines an einer ansteckenden Krankheit leidet und womöglich alle anderen Tiere infiziert. Denn das wäre aus wirtschaftlicher Sicht fatal. Deswegen werden einfach vorsorglich Antibiotika verabreicht, damit es gar nicht erst so weit kommt. Ungünstigerweise werden auch Reserveantibiotika eingesetzt, die eigentlich der Humanmedizin vorbehalten sein sollten. Mit ihnen werden Patient:innen behandelt, bei denen andere Antibiotika nicht mehr wirken. Werden diese Notfall-Antibiotika bereits massenweise in der Tierhaltung eingesetzt, ist die Wahrscheinlichkeit groß, dass die Bakterien auch gegen diesen Notanker Resistenzen entwickeln, was für ein Menschenleben katastrophale Folgen haben könnte. Denn bereits jetzt sterben in Deutschland jährlich 15 000 Menschen, weil Antibiotika nicht mehr wirken.

Auch die Weltgesundheitsorganisation (WHO) warnt vor dem Einsatz von Antibiotika in der Tierhaltung. Bereits 2050 könnte weltweit die Todesursache Nummer eins Infektionen mit MRSA sein, bei denen jegliche Antibiotika unwirksam sind. Nicht nur, um die Tiere und die Umwelt zu schützen, sondern auch, um unsere Gesellschaft zu schützen, wird es höchste Zeit, dass das aktuelle System revolutioniert wird. Aber allein über uns Verbraucher:innen, die auf tierische Produkte verzichten, wird es nicht möglich sein. Auch die Politik muss dringend tätig werden und den Schwerpunkt weniger auf die wirtschaftlichen Interessen der Pharma- und Landwirtschaftslobby, sondern vielmehr auf unser Sozial- und Gesundheitssystem legen.

IST JAGD EINE LÖSUNG?

Tierhaltung ist in unseren Breiten weder aus ethischen noch aus ökologischen Gründen akzeptabel. Und auch unserer Gesundheit tun wir mit dem regelmäßigen Verzehr tierischer Produkte, die in den meisten Fällen aus industrieller Massentierhaltung stammen, keinen Gefallen. Vor einer Weile schaute ich eine vorabendliche Kochsendung im Fernsehen. Die Köchin erzählte, dass sie einige Jahre vegan gelebt habe. Sie gab das vegane Leben jedoch auf, weil sie einen Jagdschein gemacht hatte und nun nur noch Tiere isst, die sie auch selbst erlegt hat. Die Tiere haben ihrer Aussage nach ein glückliches Leben geführt und sind ohne Angst gestorben, außerdem sei Wildfleisch viel gesünder als das Fleisch, das im Supermarkt oder beim Metzger erhältlich sei.

Ich könnte mir kaum etwas Absurderes vorstellen, als meinen Veganismus aufzugeben, um Fleisch von Tieren zu essen, die ich selbst getötet habe. Doch schauen wir uns die Hintergründe einmal genauer an. Die Jagd ist ein sogenanntes Hobby oder eine Sportart – was ich im Übrigen eine sehr makabre Bezeichnung für das Töten von Tieren finde –, die sich zunehmender Beliebtheit erfreut. Lag die Zahl der Jagdscheininhaber:innen 2009/2010 noch bei gut 350000, so ist sie bis zum Jahr 2019/2020 auf knapp 400000 Personen angestiegen.[32] Lass uns nun einmal den Argumenten auf den Grund gehen. Ist es tatsächlich ethisch vertretbar, Fleisch von selbst getöteten Tieren zu essen? Ist es besser für die Umwelt, Fleisch von selbst getöteten Tieren zu essen, und ist es möglicherweise sogar gesünder, Fleisch von selbst getöteten Tieren zu essen?

Wir leben in einem wohlhabenden Land und haben die Möglichkeit, uns auch ohne Fleisch ausgewogen zu ernähren. Wir sind nicht auf den Verzehr von Fleisch, Fisch und anderen tierischen Produkten angewiesen. Wenn Tiere bei der Jagd erschossen werden, dann nicht, weil es ums menschliche Überleben geht. Häufig wird als Motiv das intensive Naturerlebnis angeführt – das man meiner Meinung nach ohne Waffe noch viel intensiver erleben könnte, denn allein durch die Jagd haben die Tiere Angst vor uns Menschen entwickelt. In Gebieten, in denen nicht gejagt werden darf, ist das Naturerlebnis von einer völlig anderen Qualität. Das ist also ein Punkt, der gegen die Jagd spricht. In meinen Diskussionen mit Jäger:innen fiel auch häufig das Argument, dass die Jagd notwendig sei, und bevor man die Tiere einfach entsorge, könne man sie doch auch essen. Dann sei das Tier zumindest nicht umsonst gestorben. Ich glaube wirklich, dass diese Jäger:innen der festen Überzeugung sind, ethisch korrekt zu handeln. Sie sind der Meinung, eine wichtige Aufgabe für die Natur zu erfüllen. Ohne sie hätte der Wald keine Chance zu wachsen, die Felder würden leer gefressen, und einige Tierarten würden aufgrund eines Ungleichgewichts im Tierreich aussterben oder zumindest stark in ihrem Bestand dezimiert.

Bislang gibt es keine einzige Studie, die belegt, dass die Jagd zur Aufrechterhaltung des Ökosystems notwendig ist. Vielmehr gibt es zahlreiche Berichte darüber, welche Tierarten durch die Jagd bei uns verschwunden sind. Sich das Recht herauszunehmen, ohne jegliche wissenschaftliche Grundlage zu behaupten, dass die Natur nicht ohne Jagd durch den Menschen klarkomme, finde ich vermessen. Meiner Meinung nach müssten zumindest großflächig jagdfreie Gebiete geschaffen werden, um diese Behauptung auf den Prüfstand zu stellen.

Da mein Vater Förster ist, hatte ich bereits in meiner Kindheit einige Berührungspunkte mit dem Thema Jagd – ich sah Dinge, die mich heute noch bestürzt und traurig, aber auch wütend machen. Ich war bei einigen Treibjagden dabei. Treibjagden sind eine ganz besonders grausame Form der Jagd. Es gibt zwei Gruppen, die an der Jagd beteiligt sind: die Jäger und die Treiber. Die Treiber sind dabei unbewaffnet und laufen durch den Wald, um die Tiere aufzuschrecken und in Richtung der Jäger zu treiben.

Wenn morgens die Jagdhörner geblasen wurden, waren die Tiere schon in Alarmbereitschaft versetzt. Stell dir einmal vor, wie schlimm das für die Tiere sein muss. Sie hören die Melodie und wissen, dass nun die Jagd auf sie beginnt. Sicher haben sie schreckliche Angst. Bei solchen Treibjagden werden in der Regel viele Tiere auf einmal getötet. Schon als Jugendliche empfand ich es als grausam, und in meinen Augen war es ethisch nicht vertretbar. So erschoss ein Jäger ein schwangeres Wildschwein. Ich verwende übrigens ganz bewusst nicht die Begriffe, die wir für Tiere eingeführt haben – in diesem Falle »trächtig« –, weil es eine Distanz zwischen uns und den Tieren schafft. Doch gerade diese Distanz sollten wir unbedingt abbauen. Wenn ein Tier erschossen wird, wird sowohl die Kehle durchgeschnitten als auch der Brustkorb aufgebrochen. Die Organe werden entnommen. Das Bild, das sich uns bei diesem Wildschwein bot, werde ich nie vergessen. Die Bache hatte Babys im Bauch, die gemeinsam mit ihrer Mama getötet worden waren.

Zur Normalität bei Treibjagden gehört auch die sogenannte Nachsuche. Häufig kommt es vor, dass der Schuss des Jägers nicht richtig sitzt und die Tiere durch die Kugel schwer verletzt ins Dickicht flüchten. Was dann folgt, ist die Nachsuche mit einer Meute Terrier, die die verletzten Tiere stellen sollen. Dabei wird oft genug billigend in Kauf genommen, dass die eigenen Hunde spurlos verschwinden oder tödlich verletzt werden.

Die Frage, die ich abschließend stellen möchte, wenn es um die ethische Vertretbarkeit der Jagd geht, ist folgende: Hat der Mensch durch seine Jagd je für ein Gleichgewicht im Ökosystem gesorgt, und ist es ihm jemals gelungen, Tierarten wirklich zu schützen, ohne anderen dabei zu schaden? Ich glaube, die Antwort auf diese Frage kennst du bereits.

In die Frage der ethischen Vertretbarkeit der Jagd mischt sich auch die Frage, ob es besser für die Umwelt ist, Wildfleisch zu essen. Dadurch, dass Wildtiere nicht wie Nutztiere in gigantisch großen Betrieben gehalten werden und keine Industrie dahintersteckt, ist der Einfluss auf die Klimakrise äußerst gering – mal abgesehen von den SUVs und all der Ausrüstung, die speziell für die Jagd hergestellt wird. Wenn man sauber rechnet, müssen auch solche Aspekte berücksichtigt werden.

Doch die Jagd beeinflusst die Umwelt auf andere Weise negativ. Sie sorgt für Verhaltensänderungen der Tiere. Beispielsweise flüchten Hirsche aus Angst vor Jägern in den Wald. Die Steppentiere finden im Wald häufig keine Gräser und bedienen sich stattdessen an den Knospen und Trieben junger Bäumchen. Sie sind äußerst nahr- und schmackhaft. Hast du dich schon mal gefragt, warum Wildtiere nachtaktiv sind? Nicht weil es ihrem angeborenen Biorhythmus entspricht, sondern weil sie wissen, dass sie im Dunkeln schlechter gesehen werden. Wie kann es darüber hinaus sein, dass die Jagd seit Jahrhunderten als Argument zur Regulierung des Wildbestandes herangezogen wird, während das Niveau der Bestände, das über einem Vielfachen dessen liegt, was natürlich wäre, relativ stabil bleibt? Das legt den Schluss nahe, dass die Jagd keinen Einfluss auf die Zahl der Bestände hat. Zumindest nicht auf die Bestände von Reh, Hirsch, Wildschwein und Fuchs.

Bei Tierarten wie dem Wolf ist eine Ausrottung durch Jagd gelungen – und damit kamen auch andere Tierarten aus der Balance. Aus einer Studie des *Journal of Animal Ecology* geht hervor, dass weibliche Wildschweine in bejagten Populationen früher geschlechtsreif werden als in nicht bejagten, was zu einem Anstieg der Population führt.[33] Laut des Ökologen und Evolutionsbiologen Prof. Dr. Josef H. Reichholf lässt sich die Populationsentwicklung in drei Phasen gliedern. In der Anfangsphase wächst eine Population nur langsam, denn die Zahl der fortpflanzungsfähigen Individuen ist noch gering.

Darauf folgt die Wachstumsphase. Immer mehr Tiere pflanzen sich fort, und die Population wächst zunehmend. Den Abschluss bildet die Stabilisierungsphase. Hier findet kein Wachstum mehr statt, denn die Geburten- und Sterberate befindet sich im Gleichgewicht. Laut Reichholf werden bejagte Populationen in der Wachstumsphase gehalten. Dies ist ein Grund dafür, warum die Wildbestände trotz dauerhafter und intensiver Bejagung nicht sinken.[34] Daneben spielen noch andere Faktoren wie Winterfütterungen oder übermäßige Lockfütterungen eine Rolle.

Wie du siehst, beeinflusst die Jagd unser Ökosystem in einem nicht unerheblichen Maße. Da es in Deutschland keine großflächigen Studien gibt, die die Notwendigkeit der Jagd für unser Ökosystem belegen, fehlt ihr auch aus ökologischer Sicht eine objektive Begründung.

Und wie sieht es mit dem gesundheitlichen Aspekt aus? Ist Wildfleisch tatsächlich zu bevorzugen? Wildtiere werden schließlich nicht mit genmanipuliertem Futter gefüttert, und Antibiotika bekommen sie auch nicht. Doch um es gleich vorwegzunehmen: Auch aus gesundheitlichen Aspekten ist mir der Appetit auf Wildfleisch vergangen, denn insbesondere die hygienischen Bedingungen lassen oft zu wünschen übrig. Man stelle sich einmal vor, es ist ein warmer Sommertag, und ein Reh wird geschossen. Es wird nicht in einem sauberen Schlachthaus aufgebrochen, sondern draußen im Wald. Bis es schließlich zur weiteren Verarbeitung im Kühlhaus landet, kann eine ganze Weile vergehen. Was im Winter unproblematisch ist, kann im Sommer wirklich unappetitlich sein (für mich sowieso, aber auch für alle, die sonst gerne Fleisch essen). Denn mal im Ernst: Wer würde Fleisch kaufen, das im Sommer unter Umständen mehrere Stunden nicht gekühlt wurde?

Ein weiterer Umstand, der aus gesundheitlicher Sicht gegen den Verzehr von Wildfleisch spricht, ist die Bleibelastung. Zwar steht ein

Verbot von Bleimunition im Raum, jedoch wird sie nach wie vor eingesetzt. So gibt das Bundesinstitut für Risikobewertung in einer Stellungnahme an, dass Wildfleisch zu den am höchsten mit Blei belasteten Lebensmitteln gehört. Doch ein Höchstwert für Blei in Wildbret ist, ganz im Gegensatz zu Fleisch von Rindern, Schafen und Schweinen, nicht festgelegt. Und das, obwohl Blei bereits in geringen Mengen sehr schädlich für unsere Gesundheit ist und sich in unserem Körper anreichert.[35] Deswegen wird Schwangeren und Stillenden vom Verzehr mit Bleimunition geschossener Tiere abgeraten, und auch Kinder sollten auf das Fleisch zum Schutz der Gesundheit bis zu einem Alter von sieben Jahren verzichten.

Die Reaktorkatastrophe von Tschernobyl hat ihre Spuren bis in den heutigen Tag hinterlassen. Wenn du gerne Pilze sammelst, weißt du bereits, dass sie je nach Art und Standort unterschiedlich stark radioaktiv belastet sein können. So riet der Pilzexperte Otmar Diez in seinem Pilzseminar in unserer Waldakademie, nicht übermäßig viele Pfifferlinge zu essen – sofern sie nicht in Deutschland gesammelt wurden. Denn häufig stammen die in den Supermärkten erhältlichen Pilze aus Weißrussland, wo die Strahlenbelastung nach wie vor höher ist als bei uns. Aber das radioaktive Cäsium-137 reichert sich nicht nur in Pilzen an, sondern auch in den Körpern von Wildtieren. Je nach Art und Lebensraum kann auch bei ihnen eine unterschiedlich hohe Belastung festgestellt werden. Das Fleisch von bayerischen Wildschweinen ist Untersuchungen zufolge besonders stark belastet und erreichte im Untersuchungszeitraum 2017 bis 2020 Spitzenwerte von bis zu 17 000 Becquerel Cäsium-137 pro Kilogramm. Der Grenzwert für die Vermarktung liegt bei 600.[36]

Abgesehen von all den Argumenten, die gegen die Jagd und den Verzehr von Wildfleisch sprechen, muss unbedingt bedacht werden, dass Wildfleisch in Deutschland nur in sehr geringen Mengen – verglichen mit anderen Fleischarten – verzehrt wird. Aktuell liegt der Verzehr bei unter einem Kilogramm pro Jahr,[37] der durchschnittliche Verzehr von Schweinefleisch hingegen bei knapp 33 Kilogramm pro Person und Jahr.[38] Wildfleisch kann also niemals an die Stelle anderer Fleischarten rücken, sondern wird immer nur einen geringen Teil ausmachen, der zudem nur einer kleinen Personengruppe vorbehalten bleibt. Dafür sorgt schon der aktuelle durchschnittliche Kilopreis von Wildschweinbraten mit 30 Euro, im Vergleich zu 15 Euro von Schweinebraten. Da sich Wildfleisch also zum einen nicht jeder leisten kann und es zum anderen in einer sehr begrenzten Menge zur Verfügung steht, kann es unmöglich eine Lösung der aktuellen Problematik sein.

DIE KLUFT ZWISCHEN THEORIE UND PRAXIS ÜBERWINDEN

Du bist nun mit vielen Informationen versorgt und weißt, dass eine vegane Ernährung aus vielerlei Gesichtspunkten von Vorteil sein kann. Dennoch kann die Umsetzung einer veganen Lebensweise sehr herausfordernd wirken. Denn wenn man hungrig ist, ist man vor allem eines: instinktgesteuert. Vielleicht kennst du die Situation auch. Man geht mit knurrendem Magen in den Supermarkt, um seinen Wocheneinkauf zu erledigen, was sich meistens als keine besonders gute Idee entpuppt. Denn im Einkaufswagen landet nicht nur das, was auf dem Zettel steht, sondern auch noch allerlei andere Leckereien. Bei mir sind es meistens solche der ungesunden Art – also Süßigkeiten und vegane Fertigprodukte. Wenn ich hingegen nach dem Essen einkaufe, schaue ich viel weniger nach links und rechts. Darüber freut sich mein Körper mindestens genauso sehr wie mein Geldbeutel. Als ich mit meiner Ernährungsumstellung noch ganz am Anfang stand, bin ich oft beim Bäcker schwach geworden. Da gab es dann mal ein süßes Brötchen oder eines, das mit Käse oder Ei belegt war. Zugegeben – ich ernährte mich nicht von heute auf morgen zu einhundert Prozent vegan. Übrigens geht das den meisten Menschen ähnlich. Viele reduzieren zunächst den Fleischkonsum, ernähren sich dann vegetarisch, und oft erst nach einigen Monaten oder sogar Jahren erfolgt dann der Schritt hin zur veganen Ernährung.

Was sind bei der Umstellung nun die größten Hürden, die es zu nehmen gilt? Da wäre zum Beispiel der vertraute Geschmack. Viele Gerichte, die wir seit unserer Kindheit kennen, müssen jetzt vom

Speiseplan gestrichen werden. Wir möchten gerne Ersatz finden, aber oft schmeckt dieser Ersatz nicht so wie das, was wir bislang so gerne mochten. Doch ich möchte dir an dieser Stelle Mut machen, nicht so schnell aufzugeben. Unser Geschmackssinn braucht offenbar einfach eine Weile, bis er sich umstellt. Bei mir dauerte diese Umstellung ungefähr ein halbes Jahr. Ein Erlebnis, an das ich mich besonders gut erinnere, war unser erstes veganes Weihnachtsfest. Ich wollte etwas Besonderes kochen und wagte mich an ein veganes Gulasch mit Sojaschnetzeln. Das Gericht war zwar ganz in Ordnung, aber mit dem Geschmack der Sojaschnetzel konnte ich mich nicht so recht anfreunden. Heute liebe ich diesen Geschmack. Ähnlich war es mit der Milch. Mein Mann trank bis zu unserer Ernährungsumstellung immer Milchkaffee, doch die Pflanzendrinks konnten ihn nicht überzeugen. Seitdem trinkt er seinen Kaffee schwarz. Ich hingegen arrangierte mich mit den Sojadrinks und mag mittlerweile den Geschmack von Kuhmilch nicht mehr.

Wie sehr die Gewohnheit unsere Vorlieben prägt, konnte ich besonders schön bei unseren Kindern beobachten. Sie wachsen mit dem Geschmack von Pflanzenmilch auf. An einem Sonntagnachmittag besuchten wir meinen Schwiegervater, und unser Sohn wünschte sich eine Tasse Milchschaum. Da die Pflanzenmilch ausgegangen war, gab mein Schwiegervater ihm eine Tasse Milchschaum aus Kuhmilch. Unser Sohn war jedoch in dem Glauben, es handele sich um die gewohnte Pflanzenmilch. Als er einen Schluck davon nahm, verzog er angeekelt das Gesicht und sagte, dass die Milch ganz komisch schmecke.

Ganz offensichtlich schmeckt uns das, was wir kennen. Die gute Nachricht: Der Geschmackssinn kann sich verändern. Leckere und einfache Rezepte können hier die Umstellung erleichtern. Ich empfand es sehr hilfreich, veganen Foodblogs auf Social Media zu folgen und mich von der Vielfältigkeit der veganen Küche inspirieren zu lassen. In meiner Arbeit als Ernährungsberaterin spreche ich häufig mit Menschen, denen die Umsetzung einer veganen Ernährung in fast allen Bereichen gelingt. Ein einziges Lebensmittel hält sie jedoch davon ab, komplett vegan zu werden. Es ist der Käse. Ich bin immer wieder erstaunt darüber, dass uns ein Lebensmittel so fest im Griff hat – und doch kann ich es sehr gut nachvollziehen. Häufig wird sogar davon gesprochen, dass Käse süchtig mache. Er enthält Kasein, das im Darm zu sogenannten Casomorphinen abgebaut wird. Die Casomorphine können im Gehirn an denselben Rezeptoren andocken wie Heroin, und theoretisch können sie dadurch ähnlich wirken – also als eine Art Suchtmittel. Diese These konnte wissenschaftlich jedoch nicht bestätigt werden. Viel wahrscheinlicher ist, dass Käse deswegen so beliebt ist, weil er große Mengen an Salz, Fett und Umamigeschmack enthält. Umami ist neben salzig, süß, sauer, bitter und scharf eine Geschmacksrichtung. Und zwar der Geschmack nach der Aminosäure Glutamat, die in eiweißhaltigen Lebensmitteln vorkommt und sogar als Geschmacksverstärker eingesetzt wird. Und siehe da: In Käse ist besonders viel natürliches Glutamat enthalten.

Du musst nicht besorgt sein, dass du in einer veganen Ernährung auf den Geschmack von Käse verzichten musst. Selbstverständlich teile ich in diesem Buch meine liebsten Alternativen mit dir. Was allerdings sehr hilfreich sein kann, um dem Käse langsam den Rücken zu kehren: Einfach eine Weile darauf verzichten. Versuch doch mal, drei Wochen lang keinen Käse zu essen. Vielleicht ergeht es dir wie vielen anderen auch: Du wirst feststellen, dass du prima ohne Käse auskommst. Wenn du doch wieder Appetit darauf hast, probiere dich durch die Alternativen im Kapitel »Ersatz für Altbekanntes finden«. Dort ist sicher auch etwas für dich dabei.

Übrigens: Selbst nachdem ich mir fest vorgenommen hatte, komplett tierfrei zu leben, wurde ich immer wieder »rückfällig«. Mal war es der Vollmilchschokoriegel an der Kasse, mal eine Pizza mit Käse. Ich gestattete mir regelmäßig Ausnahmen, und genauso regelmäßig hatte ich auch ein schlechtes Gewissen. Denn mir war natürlich bewusst, dass mein kurzzeitiges Geschmackserlebnis in keinerlei Relation zu den Umständen, unter denen diese leckeren Produkte entstanden, steht. Bis ich ausnahmslos vegan lebte, gingen ungefähr zwei Jahre ins Land. Ich will hier ganz ehrlich sein: Manchmal hat es mich wirklich frustriert, dass ich es einfach nicht geschafft habe, konsequent zu bleiben. Denn genießen konnte ich das Milcheis oder die Pizza mit Käse nicht. Regelmäßig ploppte das Bild des Moments in meinem Kopf auf, in dem Mutterkuh und Kalb schmerzlich voneinander getrennt werden. Rückblickend habe ich mir vermutlich einfach zu viel auf einmal vorgenommen. Denn machen wir uns nichts vor: Wenn man sich entschließt, vegan zu leben, dann ändert man nicht nur seine Ernährung. Es handelt sich hierbei nicht einfach um eine Ernährungsumstellung à la Low-Carb oder Paleo, nein – durch diesen Schritt ändert sich deine komplette Weltanschauung. Da eine vegane Ernährung auch in unserer Gesellschaft mit bestimmten Stigmata belegt ist, betrifft es nicht nur den ganz persönlichen Raum, sondern es beeinflusst auch unser Umfeld.

Falls es dir also schwerfällt, deine Ernährung von heute auf morgen komplett umzustellen, kann ich dich beruhigen. Eine langsame Umstellung kann eine große Erleichterung sein, und du solltest dir immer wieder vor Augen führen, dass es sich um eine freiwillige Angelegenheit handelt. Im Endeffekt hast du zwei Möglichkeiten, dein großes Ziel eines veganen Lebens zu erreichen: Du kannst einen großen Sprung machen und in kürzester Zeit eine große Strecke überwinden. Das ist jedoch mit einem hohen Kraftaufwand verbunden, und viele scheitern an der sinnbildlichen Distanz zwischen dem Status quo und dem Ziel. Im schlimmsten Fall führt es sogar dazu, dass man aufgibt, und das sollten wir in jedem Fall vermeiden. Die zweite Möglichkeit ist, dass du den Weg zum Ziel nicht springst, sondern in vielen kleinen Schritten zurücklegst. Der große Vorteil daran: Du bemerkst kaum eine Veränderung und gelangst auch so zum Ziel. Es dauert natürlich länger, doch die Wahrscheinlichkeit, dass dein Weg mit viel Frust verbunden ist, ist deutlich geringer.

Durch zu viel Dogmatismus verliert man schnell den Spaß an der Sache, doch genau das ist der Faktor, der uns dabei hilft, am Ball zu bleiben. Der Spaß, die Freude – ganz viele positive Gefühle. Eine vegane Ernährung legt den Fokus darauf, so rücksichtsvoll wie möglich mit allen Lebewesen und der Natur umzugehen. Je mehr dir diese Lebenseinstellung in Fleisch und Blut übergeht, umso weniger wird es noch für dich infrage kommen, tierische Produkte zu konsumieren.

Heute habe ich eine ebenso große Hemmschwelle, Eier und Milchprodukte zu essen, wie Fleisch oder Fisch. Inzwischen habe ich zu keinem Zeitpunkt mehr das Verlangen nach tierischen Produkten, und das hätte ich noch vor einem halben Jahr nicht für möglich gehalten. Du darfst also trotz vermeintlicher Rückschläge optimistisch bleiben, dass du deine alten Gewohnheiten ablegen und neue etablieren wirst.

NÄHRSTOFFWISSEN

Um sicher und unbesorgt mit einer veganen Ernährung durchzustarten, solltest du dich mit dem Thema Nährstoffe beschäftigen. In den letzten Jahren habe ich mich mit vielen Menschen über Ernährungsfragen unterhalten. Einige von ihnen hatten sogar ausprobiert, sich vegan zu ernähren, gaben es aber irgendwann wieder auf. Wie kann so etwas passieren? Schließlich hatten sie die Entscheidung doch aus Überzeugung getroffen.

Alle, die wieder aufgegeben haben, hatten eines gemeinsam: Sie haben sich nicht mit den Nährstoffen auseinandergesetzt, die ihr Körper braucht, sondern haben einfach tierische Produkte aus ihrer Ernährung gestrichen. Das ist ein schwerwiegender Fehler, der sogar gesundheitliche Folgen haben kann. So berichtete mir eine Frau, dass sie nach einem Jahr unter Haarausfall, Schlappheit und brüchigen Fingernägeln litt. Logisch, denn wenn man sich nur von Obst, Gemüse und Nudeln ernährt, wird dem Körper eine Vielzahl wichtiger Nährstoffe verwehrt.

Wenn du dich aktuell mischköstlich ernährst, beziehst du Kalzium unter anderem aus Milchprodukten und Eisen aus Fleisch. Das gilt es nun durch adäquate pflanzliche Nahrungsmittel zu ersetzen, die Teil deiner täglichen Ernährung werden. Damit deine Ernährungsumstellung nachhaltig erfolgreich ist, ist es sehr wichtig, dass du dich im Vorfeld damit beschäftigst, bei welchen Nährstoffen es in einer veganen Ernährung eng werden könnte und aus welchen Quellen du sie nun beziehen kannst. Nicht jeder entscheidet sich aus gesundheitlichen Gründen für eine vegane Ernährung, dennoch sollten wir gut auf unseren Körper und unsere Gesundheit achtgeben. Nur so können wir von allen Vorteilen einer rein pflanzlichen Ernährung profitieren.

Auch wenn es zu Beginn so scheinen mag, als müsse man viel beachten, kann ich dich beruhigen: Nach kurzer Zeit ist dir das Wissen in Fleisch und Blut übergegangen, und das Thema Nährstoffe wird dir im Alltag kein Kopfzerbrechen mehr bereiten. Vorab sei gesagt, dass man mit einer veganen Ernährung eine Vielzahl von Nährstoffen bereits über die Nahrung aufnehmen kann, sofern dein Speiseplan vollwertig und ausgewogen ist. Nur ein geringer Teil gilt als potenziell kritisch, und bei einem noch kleineren Teil sollte eine Supplementierung in Erwägung gezogen werden. Bitte beachte jedoch auch, dass es sich bei den Werten zur empfohlenen Tageszufuhr lediglich um Referenzwerte handelt. Jeder Mensch hat einen individuellen Stoffwechsel, der abhängig von verschiedenen Faktoren ist. Eine Rolle spielen dabei zum Beispiel die Körpergröße, das Alter, das Geschlecht, aber auch Vorerkrankungen. Die Angaben beziehen sich hier ausschließlich auf gesunde Menschen. Wenn du an einer chronischen Krankheit leidest und dich gerne vegan ernähren möchtest, halte unbedingt Rücksprache mit deinem Arzt. Die empfohlene Nährstoffzufuhr beschreibt die Menge eines Nährstoffs, die bei 50 Prozent der Bevölkerung ausreicht, um den täglichen Bedarf zu decken. Zudem enthält sie einen Sicherheitszuschlag von 20 bis 30 Prozent, je nach Nährstoff. Es ist also als Zielgröße zu verstehen, um eine Versorgung mit dem jeweiligen Nährstoff sicherzustellen.

Übrigens musst du die empfohlene Nährstoffmenge nicht täglich erreichen. Es genügt, wenn du die Vorgaben im Wochendurchschnitt erreichst. Der Körper kann die Nährstoffe allerdings besser aufnehmen, wenn regelmäßig eine kleine Menge zugeführt wird, als sporadisch eine große Menge. Um eine adäquate Nährstoffversorgung sicherzustellen, empfehle ich ausdrücklich, dein Blut regelmäßig untersuchen zu lassen. Mehr dazu erfährst du im Kapitel »Auf diese Blutwerte kommt es an«.

Potenziell kritische Nährstoffe

Proteine

Proteine werden auch Eiweiße genannt und gehören neben Kohlenhydraten und Fetten zu den sogenannten Makronährstoffen. Neben Wasser ist Protein der Baustoff in unserem Körper, es bildet die Grundsubstanz unserer Zellen und Körperflüssigkeiten. Ein Eiweißmolekül besteht aus einer Sequenz miteinander verbundener Aminosäuren. Der Mensch benötigt insgesamt 21 verschiedene dieser Aminosäuren, wobei der Körper eines gesunden Erwachsenen elf dieser Aminosäuren selbst herstellen kann. Die restlichen Aminosäuren müssen hingegen mit der Nahrung zugeführt werden, man spricht deswegen auch von unentbehrlichen Aminosäuren. Die Proteine in unserer Nahrung sind von unterschiedlicher Qualität. Um sie zu erfassen, wurde der Begriff der biologischen Wertigkeit eingeführt. Sie gibt an, wie viel Gramm körpereigenes Eiweiß aus 100 Gramm Nahrungseiweiß gebildet werden kann. Einen entscheidenden Einfluss auf die biologische Wertigkeit hat die unentbehrliche Aminosäure mit dem geringsten Vorkommen im Nahrungsmittel. Ist sie für die Herstellung von körpereigenem Eiweiß verbraucht, dient das restliche Eiweiß lediglich als Brennstoff.

Du kannst es dir wie bei dem kaputten Holzfass in der Abbildung auf der nächsten Seite vorstellen. Hat der Wasserstand den kürzesten Balken erreicht, so kann das Fass nicht voller werden. Und genauso limitiert die Aminosäure mit dem geringsten Vorkommen den Aufbau von körpereigenem Protein.

Zwar hat pflanzliches Eiweiß häufig eine geringere biologische Wertigkeit als tierisches Eiweiß, doch das ist kein Grund zur Sorge. Die biologische Wertigkeit lässt sich nämlich durch die Kombination verschiedener Proteinquellen verbessern, sodass man den täglichen Proteinbedarf auch mit einer rein pflanzlichen Ernährung leicht decken kann. Studien haben übrigens gezeigt, dass Veganer:innen zwar durchschnittlich weniger Protein zu sich nehmen als Mischköstler:innen und Vegetarier:innen, doch die tägliche Proteinzufuhr liegt dennoch meist näher an den Referenzwerten.[39] Davon abgesehen ist ein Proteinmangel äußerst selten und kommt in den westlichen Ländern kaum vor, sondern vielmehr in Regionen der Erde, in denen den Menschen nicht genügend Nahrung zur Verfügung steht. Besteht über einen längeren Zeitraum ein Kalorienmangel, kann es natürlich auch zu einem Proteinmangel kommen. Achtest du jedoch darauf, täglich ausreichend Kalorien zu dir zu nehmen, ist die Gefahr, einen Proteinmangel zu erleiden, überaus gering.

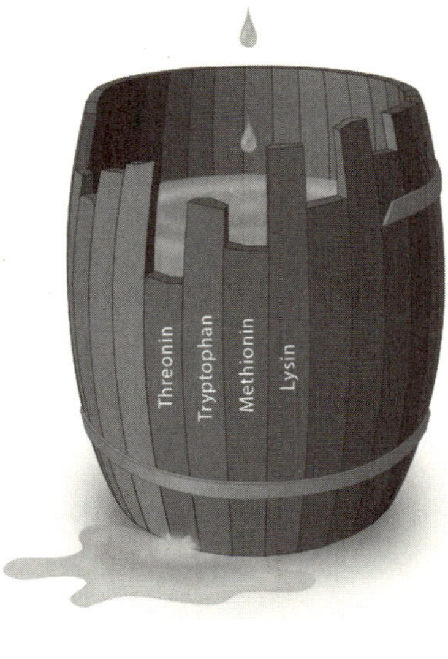

PFLANZLICHE PROTEINQUELLEN:

Hülsenfrüchte: Rote und gelbe Linsen, Berglinsen, Tellerlinsen, Belugalinsen, Sojabohnen (Tofu, Tempeh, Sojagranulat, Sojaschnetzel), Lupinen, Kidneybohnen, schwarze Bohnen, weiße Bohnen, Mungobohnen, dicke Bohnen, grüne Erbsen, Kichererbsen

Getreide und Pseudogetreide: Reis, Grünkern, Quinoa, Amaranth, Buchweizen, Hirse, Hafer, Dinkel, Weizen, Roggen, Gerste, Einkorn, Emmer, Seitan (Weizeneiweiß)

Nüsse und Samen: Walnüsse, Haselnüsse, Mandeln, Paranüsse, Cashewkerne, Kürbiskerne, Leinsamen, Sesam, Sonnenblumenkerne

Gemüse: Kartoffeln, grüne Bohnen, Gemüsemais, Gemüseerbsen

SO ERMITTELST DU DEINEN TÄGLICHEN PROTEINBEDARF:

Erwachsene bis 65 Jahre:	0,8 g/kg Körpergewicht
Erwachsene ab 65 Jahren:	1,0 g/kg Körpergewicht
Schwangere 2. Trimester:	0,9 g/kg Körpergewicht
Schwangere 3. Trimester:	1,0 g/kg Körpergewicht
Stillende:	1,2 g/kg Körpergewicht[40]

Mein Tipp:

Kombiniere zu jeder Mahlzeit mindestens zwei Proteinquellen miteinander. So kannst du deinen Bedarf ganz einfach decken. Das wäre zum Beispiel Naturreis mit Linsen-Dal, Linsensuppe mit Kartoffeln oder Hummus mit Vollkornbrot.

Omega-3-Fettsäuren

Beim Stichwort »Omega-3-Fettsäuren« schießt mir sofort ein Fernsehspot in den Kopf, der für Fischöl-Kapseln wirbt. Denn offensichtlich ist eine ausreichende Versorgung mit den für den Körper sehr wichtigen Omega-3-Fettsäuren nicht nur für Veganer:innen kritisch. Die mehrfach ungesättigten Fettsäuren schützen Studien zufolge vor Gefäßverkalkung (Arteriosklerose) und Herz-Kreislauf-Erkrankungen, sie können dazu beitragen, den Cholesterinspiegel und Bluthochdruck zu senken, und hemmen Entzündungsreaktionen im Körper. Darüber hinaus wird eine zu geringe Zufuhr von Omega-3-Fettsäuren in Verbindung mit neurologischen Störungen wie Schizophrenie, Alzheimer, Depressionen und ADHS gebracht. Sie sind also in vielen Bereichen ein wichtiger Nährstoff für unsere Gesundheit und sollten nicht außer Acht gelassen werden. Für die Hirnentwicklung und das Sehvermögen von Neugeborenen ist eine gute Versorgung mit Omega-3-Fettsäuren übrigens ganz besonders wichtig. Insbesondere fettreiche Seefischarten wie Hering, Thunfisch, Lachs oder Sardinen gelten als besonders reich an Omega-3-Fettsäuren.

Auch die Deutsche Gesellschaft für Ernährung empfiehlt, wöchentlich ein- bis zweimal zu einer Portion fettreichem Seefisch zu greifen. Doch dabei wird ein wichtiger Schritt übergangen. Der Fisch ist gar nicht die eigentliche Quelle für die Omega-3-Fettsäuren, sondern vielmehr die Algen, von denen er sich ernährt. Die Fettsäuren werden lediglich im Laufe der Nahrungskette in ihrem Fleisch angereichert. Die Mikroalgen werden von Zooplankton gefressen, das Zooplankton wird von Fischen gefressen, und die Fische werden wiederum von anderen Fischen gefressen. Wenn man es genau nimmt, sind die Omega-3-Fettsäuren also gar nicht tierischen, sondern pflanzlichen Ursprungs. Mikroalgen sind dabei nicht die einzige Quelle, von der du als Lieferant für Omega-3-Fettsäuren vielleicht schon einmal gehört hast. So sind beispielsweise auch Walnüsse und Leinsamen dafür bekannt. Jedoch ist Omega-3-Fettsäure nicht gleich Omega-3-Fettsäure. Vielmehr gibt es drei verschiedene Arten, auf die unser Körper angewiesen ist: Alpha-Linolensäure (ALA), Docosahexaensäure (DHA) und Eicosapentaensäure (EPA).

ALA (Alpha-Linolensäure)

ALA ist eine essenzielle Fettsäure. Das bedeutet, dass wir sie nur über die Nahrung aufnehmen können. ALA ist in pflanzlichen Lebensmitteln wie Leinsamen, Walnüssen und Rapsöl enthalten. Unser Körper kann nun aus ALA die beiden Fettsäuren DHA und EPA umwandeln, allerdings ist die Umwandlungsrate individuell sehr unterschiedlich. Beispielsweise ist die Umwandlungsrate von gebärfähigen Frauen grundsätzlich höher als die von Männern im selben Alter. Wissenschaftler:innen begründen diese Abweichung damit, dass im Falle einer Schwangerschaft die Versorgung des ungeborenen Kindes mit EPA und DHA in jedem Fall mit einer Mindestmenge sichergestellt werden könnte.[41]

PFLANZLICHE ALA-QUELLEN:

Leinsamen, Walnüsse, Chiasamen, Hanfsamen, Rapsöl, Leinöl, Walnussöl, Chia-Öl, Hanföl

SO DECKST DU DEINEN TÄGLICHEN BEDARF AN ALA:

Die DGE empfiehlt, 0,5 Prozent der Tageskalorien über ALA zu decken. Bei einem Erwachsenen mit einem täglichen Kalorienbedarf von 2 400 Kilokalorien entspricht das ungefähr 1,3 Gramm ALA. Diese Menge ist beispielsweise in einem Esslöffel Rapsöl oder in einer halben Handvoll Walnüsse enthalten.

DHA (Docosahexaensäure) und EPA (Eicosapentaensäure)

DHA und EPA sind semiessenzielle Fettsäuren. Semiessenziell deswegen, weil unser Körper in der Lage ist, sie zumindest in gewissen Mengen aus ALA selbst herzustellen. Theoretisch wäre es also möglich, den Körper allein über die Aufnahme von ALA ebenfalls mit DHA und EPA zu versorgen. DHA und EPA stammen ursprünglich aus Mikroalgen und landen auf Umwegen im Fisch, der deswegen als Omega-3-reich gilt. Tatsächlich würde ich auch Mischköstler:innen dazu raten, lieber zu einem Mikroalgenöl statt zum Fisch zu greifen. Das hat den einfachen Grund, dass im Fisch nicht nur Omega-3-Fettsäuren, sondern auch Schwermetalle wie Quecksilber, Mikroplastik und andere Schadstoffe akkumuliert werden – ganz davon abgesehen, dass der industrielle Fischfang dazu geführt hat, dass viele marine Ökosysteme stark bedroht oder bereits zerstört sind. Ein Mikroalgenöl ist somit eine saubere und sehr nachhaltige Möglichkeit, an DHA und EPA zu gelangen. Es ist auf dem Markt sowohl in Tropfen- als auch in Kapselform erhältlich und sollte einmal täglich eingenommen werden. Als ideales Verhältnis von DHA zu EPA gilt das Verhältnis von 1:2.

PFLANZLICHE DHA- UND EPA-QUELLEN:

Mikroalgenöl

SO HOCH IST DEIN TÄGLICHER BEDARF AN DHA UND EPA:

Erwachsene:	250–500 mg
Schwangere:	300–500 mg
Stillende:	300–500 mg[42]

Mein Tipp:

Sowohl Leinöl als auch Mikroalgenöl sollte kühl und dunkel gelagert werden. Nach Anbruch bewahrst du es daher idealerweise im Kühlschrank auf. Um die wertvollen Omega-3-Fettsäuren zu erhalten, sollten die Öle nicht erhitzt werden. Du kannst sie daher prima für ein Salatdressing verwenden, in deinen Joghurt, in einen gesunden Shake oder Smoothie einrühren. Die Aufnahme eines Nahrungsergänzungsmittels kannst du verbessern, indem du es mit einer fettreichen Mahlzeit kombinierst. Solltest du den fischigen Geschmack von Mikroalgenöl-Tropfen nicht mögen, kannst du entweder auf ein Präparat zurückgreifen, dem beispielsweise etwas ätherisches Zitronenöl zugesetzt wurde, oder du wählst die Kapselform.

Vitamin D

Das auch als Sonnenvitamin bekannte Vitamin D wird zu etwa 80 bis 90 Prozent bei ausreichender Sonnenbestrahlung über die Haut gebildet. Genau genommen müsste man deswegen eher von einem Hormon als von einem Vitamin sprechen. Denn Vitamine sind überlebenswichtige Stoffe, die wir über die Nahrung zuführen müssen. Hormone hingegen werden von unserem Körper selbst hergestellt. Voraussetzung, damit sich unser Körper ausreichend mit Vitamin D versorgen kann, ist demnach der Aufenthalt im Freien.

In Deutschland ist aufgrund des Sonnenstandes eine ausreichende Deckung nur von März bis Oktober möglich. In diesem Zeitraum sollte man sich zwei- bis dreimal wöchentlich ohne Sonnenschutz und möglichst leicht bekleidet im Sonnenlicht aufhalten. Die Dauer ist dabei individuell sehr unterschiedlich. Laut Angaben des Robert Koch-Instituts reicht die Hälfte der Zeit aus, in der normalerweise bei ungeschützter Haut ein Sonnenbrand entstehen würde.[43] Tendenziell müssen sich hellhäutige Menschen also für einen kürzeren Zeitraum in der Sonne aufhalten als Menschen mit einer dunkleren Hautfarbe. Kann man diese Bedingungen erfüllen, ist es möglich, die körpereigenen Vitamin-D-Speicher in der helleren Jahreshälfte aufzufüllen. Denn Vitamin D ist ein fettlösliches Vitamin und kann im Körperfett und in der Muskulatur gespeichert werden. An dieser Stelle sei gesagt, dass Vitamin D nicht nur für Veganer und Veganerinnen ein potenziell kritischer Nährstoff ist, sondern für die gesamte Bevölkerung, da der Großteil NICHT über die Nahrung aufgenommen wird.

Bitte beachte, dass eine regelmäßige Kontrolle deines Vitamin-D-Wertes wirklich wichtig ist. So ist bei meiner letzten Blutuntersuchung herausgekommen, dass mein Wert im untersten Normbereich liegt. Es fehlte nicht mehr viel, und ich wäre in einen Mangel gerutscht. Und das, obwohl ich ganzjährig ein Nahrungsergänzungsmittel nehme und mich täglich draußen aufhalte. Bei meinem Mann sah die Versorgung besser aus, und das, obwohl wir ein Nahrungsergänzungsmittel mit derselben Dosierung einnehmen und uns ähnlich lange draußen aufhalten. Wie kommt also der Unterschied zustande? Mir hat die Untersuchung nochmals verdeutlicht, dass der tägliche Bedarf sehr individuell ist. Neben Faktoren wie der Hautfarbe und der Dauer des täglichen Aufenthalts im Freien spielt auch der Stoffwechsel eine Rolle. So hat meine Blutuntersuchung ergeben, dass mein Körper das aufgenommene Vitamin D extrem schnell verstoffwechselt, wodurch es für mich schwer ist, einen gut gefüllten Speicher aufzubauen. Bei meinem Mann ist der Vitamin-D-Stoffwechsel dagegen ausgeglichen, was eine Erklärung für seinen besseren Wert sein könnte.

Doch wofür wird dieses so wichtige und bekannte Vitamin eigentlich benötigt? Eine der wohl wichtigsten Funktionen ist, dass es für eine verbesserte Aufnahme von Kalzium und Phosphat im Darm sorgt und ihren Einbau in die Knochen fördert. Als meine beiden Kinder zur Welt kamen, wurde ich bereits im Krankenhaus mit Vitamin-D-Tabletten für sie versorgt. Denn Vitamin D und Kalzium sind wichtige Partner. Für ein gesundes Knochenwachstum unserer Kinder ist eine ausreichende Vitamin-D-Versorgung ganz besonders wichtig. Doch auch für uns Erwachsene ist sie essenziell, um beispielsweise Osteoporose vorzubeugen.

VITAMIN-D-QUELLEN:

Sonnenlicht, Champignons, Pfifferlinge, Avocados

EMPFEHLUNGEN FÜR DIE TÄGLICHE VITAMIN-D-ZUFUHR:

Erwachsene: 800 I. E. oder 20 Mikrogramm pro Tag[44]

Tipps, um deinen Vitamin-D-Bedarf zu decken:
Dauer der täglichen Sonnenlichtbestrahlung bei Hauttyp 1 und 2 (sehr helle oder helle Hautfarbe, hellrotes oder blondes Haar, blaue oder grüne Augen)

Monate	**Dauer**
März bis Mai	10 bis 20 Minuten
Juni bis August	5 bis 10 Minuten
September bis Oktober	10 bis 20 Minuten

Tipps:
Dauer der täglichen Sonnenlichtbestrahlung bei Hauttyp 3 (mittlere Hautfarbe, dunkle Haare, braune Augen)

Monate	**Dauer**
März bis Mai	15 bis 25 Minuten
Juni bis August	10 bis 15 Minuten
September bis Oktober	15 bis 25 Minuten

Nach DGE[45]

Wenn du dich bereits mit dem Thema Vitamin D auseinandergesetzt hast, bist du vermutlich auch über das Vitamin K_2 gestolpert. Häufig wird eine kombinierte Einnahme von Vitamin D_3 und Vitamin K_2 empfohlen. Die beiden Vitamine sollen synergetisch wirken, wobei das Vitamin K dafür sorgt, dass das Kalzium in den Knochen eingebaut wird.[46] Die Verbraucherzentrale gibt jedoch an, dass diese Aussage wissenschaftlich nicht belegt sei, und weist darauf hin, dass weitere Studien nötig seien, um entsprechende Empfehlungen abzuleiten.[47]

Sofern man nicht an einer Blutgerinnungsstörung leidet, schadet es dem Körper jedoch nicht, die genannte Kombination einzunehmen. Ich nehme beides täglich gemeinsam ein. Es gibt übrigens auch Präparate, die beide Vitamine enthalten. Sehr praktisch, denn so muss man nicht zu zwei verschiedenen Nahrungsergänzungsmitteln greifen.

Vitamin B_{12}

Kommen wir zum bekanntesten Nährstoff, wenn es um das Thema vegane Ernährung geht. Über das Vitamin B_{12} stolperst du vermutlich recht schnell, wenn du beginnst, dich mit einer pflanzlichen Ernährung auseinanderzusetzen. Das hat einen Grund: Es ist der einzige Nährstoff, den wir nicht oder nur unzureichend über den Verzehr von Pflanzen zu uns nehmen können. In einer mischköstlichen Ernährung ist vor allem Fleisch eine Quelle für den Mikronährstoff. Deswegen rate ich dir an dieser Stelle dringend dazu, zu einem Vitamin-B_{12}-haltigen Nahrungsergänzungsmittel zu greifen. In unserem Körper wird das Vitamin für die Zellteilung, die Nervenfunktion und die Blutbildung benötigt.

Übrigens habe ich meinen jahrelangen Fleischkonsum unter anderem damit gerechtfertigt, dass eine Ernährungsform, bei der man zu Nahrungsergänzungsmitteln greifen muss, nicht gesund oder gar natürlich sein kann. An dieser Stelle musste ich jedoch ehrlich zu mir selbst sein. Wie natürlich ist unsere Ernährung heutzutage eigentlich noch? Ist es nicht mindestens genauso unnatürlich, ein paniertes Schnitzel zu essen? Denn auch das hat mit einer ursprünglichen Ernährung nichts zu tun, und ein regelmäßiger Verzehr dessen ist unserer Gesundheit zudem nicht gerade zuträglich.

Wiederkäuer können sich – bei ausreichender Kobaltversorgung – nach aktuellem Stand der Forschung selbst mit dem Mikronährstoff versorgen, der von Darmbakterien produziert wird. Andere Lebewesen sind auf eine externe Versorgung angewiesen. Extern bedeutet, dass ein Schwein zum Beispiel im Boden nach Futter wühlt. An der aufgenommenen Nahrung haftet Erde, die mit Vitamin-B_{12}-haltigen Mikroorganismen durchsetzt ist, und so kann auch das Fleisch von anderen Tieren Vitamin B_{12} enthalten. Zumindest in der Theorie. Heute stammen allerdings etwa 98 Prozent des konsumierten Fleisches aus Massentierhaltung. Die Tiere haben also gar keinen Zugang zu natürlichen Nahrungsquellen, sondern werden mit speziellen Futtermischungen gemästet. Im Futter erhalten die Tiere selbst Vitamin B_{12} als Nahrungsergänzungsmittel.[48] So bekommen die Endverbraucher:innen ein Vitamin-B_{12}-haltiges Lebensmittel, womit wir wieder beim Thema Natürlichkeit wären.

Ich finde es mittlerweile absurd, dass den Tieren Nahrungsergänzungsmittel verabreicht werden, damit wir Menschen sie nicht nehmen müssen. Warum sparen wir uns nicht einfach den Weg übers Tier und nehmen das Supplement direkt ein? Vitamin B_{12} ist auf dem Markt in Tropfen- oder Tablettenform erhältlich. Auch ein Vitamin-B_{12}-haltiges Zahngel stellt laut einer Studie eine adäquate Alternative zur Einnahme eines Nahrungsergänzungsmittels dar,[49] denn die Aufnahme erfolgt unter anderem über die Mundschleimhaut. Was aus meiner Sicht gegen ein Zahngel spricht, ist, dass eine individuelle Dosierung kaum möglich ist.

Deswegen ist für mich die Einnahme von Tropfen am angenehmsten. Man kann sie einfach in ein Glas Wasser geben oder direkt einnehmen.

EMPFEHLUNGEN FÜR DIE TÄGLICHE VITAMIN-B_{12}-SUPPLEMENTIERUNG:

Erwachsene bis 65 Jahre:	1x täglich 100–150 mg oder 2x täglich 6–10 mg
Schwangere:	1x täglich 125–150 mg oder 2x täglich 20–30 mg
Stillende:	1x täglich 150–200 mg oder 2x täglich 30–40 mg[50]

Mit der Höhe der Zufuhr sinkt die prozentuale Aufnahme. Wenn du das Nahrungsergänzungsmittel also nur einmal täglich einnehmen möchtest, muss es entsprechend höher dosiert werden.

Eisen

Eisen gehört zu den essenziellen Spurenelementen. Das bedeutet, unser Körper ist nicht in der Lage, es selbst herzustellen, sondern wir müssen es mit der Nahrung aufnehmen. Für den Sauerstofftransport im Blut, die Infektabwehr, die Energieversorgung innerhalb der Zellen und die Synthese von DNA ist Eisen von zentraler Bedeutung.[51] Weltweit sind Schätzungen zufolge 30 Prozent der Menschen von einem Eisenmangel betroffen. Frauen haben übrigens in den meisten Fällen einen höheren Eisenbedarf als Männer, insbesondere bevor sie in die Wechseljahre kommen. Durch den regelmäßigen Blutverlust während der Menstruation muss also mehr Eisen aufgenommen werden. Auch in Schwangerschaft und Stillzeit erhöht sich der Eisenbedarf. Es ist offensichtlich nicht nur ein potenziell kritischer Nährstoff für Veganer:innen, auch wenn sich das Vorurteil, dass vegan lebende Menschen per se von einem Eisenmangel betroffen sind, hartnäckig hält. Selbst mein Hausarzt war drauf und dran, mir – ohne ein Blutbild angefertigt zu haben – einen Eisenmangel zu attestieren, weil es seiner Auffassung nach kaum pflanzliche Eisenquellen gibt.

Es ist richtig, dass sich das Eisen in Fleisch und Fisch von dem Eisen, das in pflanzlichen Produkten enthalten ist, unterscheidet. Während in pflanzlichen Lebensmitteln das Eisen vollständig in Form von sogenanntem Nicht-Hämeisen oder dreiwertigem Eisen vorliegt, enthalten Fleisch und Fisch zu etwa 40 Prozent Hämeisen oder zweiwertiges Eisen. Während Hämeisen zu 5 bis 35 Prozent vom Körper aufgenommen werden kann, kann Nicht-Hämeisen nur zu zwei bis 20 Prozent aufgenommen werden. Das bedeutet also im Umkehrschluss, dass wir in einer pflanzlichen Ernährung mehr Eisen zu uns nehmen müssen als in einer mischköstlichen Ernährung, um unseren täglichen Eisenbedarf zu decken.[52] Das mag sich zunächst ein wenig abschreckend anhören, doch mit ein bisschen Hintergrundwissen kann man seinen Eisenbedarf ganz leicht über pflanzliche Lebensmittel decken.

Einige Experten und Expertinnen empfehlen Veganer:innen eine um den Faktor 1,8 erhöhte tägliche Eisenzufuhr aufgrund der schlechteren Bioverfügbarkeit von pflanzlichem Eisen. Mein Tipp: Achte darauf, dass du in jede Mahlzeit mindestens eine Eisenquelle integrierst, und befolge die Hinweise für eine verbesserte Bioverfügbarkeit. Zusätzlich empfehle ich, einmal jährlich eine Blutuntersuchung durchführen zu lassen, bei der auch der Eisenwert überprüft wird. Bevor zu einem Nahrungsergänzungsmittel gegriffen wird, sollte ein zu niedriger Eisenwert ärztlich bestätigt werden. Denn der Eisenbedarf ist stark von der aktuellen Lebenssituation abhängig. Das wurde besonders bei unserer letzten Blutuntersuchung deutlich. Mein Mann, dessen Ernährung fast identisch zu meiner ist, hatte wunderbare Eisenwerte – mitten im grünen Bereich.

Mein Eisenwert dagegen lag im unteren Bereich – zu einem Mangel fehlte nicht mehr viel. Wie konnte es nun sein, dass sich unsere Werte trotz einer nahezu identischen Ernährung so unterschieden? Ganz einfach: Ich bin eine Frau, die jeden Monat ihre Periode bekommt, und stille zudem zwei Kinder. Deswegen habe ich einen deutlich höheren Bedarf als mein Mann. Du siehst also, dass der tägliche Nährstoffbedarf ganz individuell ist und von vielen unterschiedlichen Einflussfaktoren abhängt. Das soll dir keine Angst machen, denn am Beispiel meines Mannes kannst du sehen, dass man auch mit einer veganen Ernährung seinen Eisenbedarf prima decken kann. In meiner speziellen Situation wäre es vermutlich auch mit einer mischköstlichen Ernährung eng mit meiner Eisenversorgung geworden.

EISENQUELLEN:

Vollkornprodukte jeglicher Art (Brot, Müsli, Nudeln etc.), Nüsse, Samen, Hülsenfrüchte, Kakao, getrocknete ungeschwefelte Aprikosen, grünes Blattgemüse, Tofu, Tempeh

Empfehlungen für die tägliche Eisenzufuhr:[53]

	Männer	**Frauen**
19 bis 51 Jahre:	10 mg	15 mg
Ab 51 Jahren:	10 mg	10 mg
Schwangere:		30 mg
Stillende:		20 mg
Nichtmenstruierende Frauen, die weder schwanger sind noch stillen		10 mg

Mein Tipp:

Vitamin C und Fruchtsäuren verbessern die Eisenaufnahme, denn sie wandeln dreiwertiges Eisen in zweiwertiges Eisen um. Kombiniere daher nach Möglichkeit eisenreiche Lebensmittel mit Vitamin-C- oder fruchtsäurehaltigen Lebensmitteln (Hummus mit Paprika oder Vollkornbrot mit Orangensaft). In Zahlen bedeutet dies, dass bereits 75 Milligramm Vitamin C die Aufnahme von pflanzlichem Eisen um das Drei- bis Vierfache steigern (in einer halben Paprika sind bereits durchschnittlich 108 Milligramm Vitamin C enthalten).

Es gibt allerdings auch einige Stoffe, die die Aufnahme von Eisen hemmen. In vielen eisenhaltigen pflanzlichen Lebensmitteln ist ungünstigerweise Phytinsäure enthalten. Dazu gehören insbesondere Vollkornprodukte und Hülsenfrüchte. Die Phytinsäure bindet das Eisen in diesen Lebensmitteln, und unser Körper kann es schlechter aufnehmen. Das bedeutet jedoch NICHT, dass wir Lebensmittel, die Phytinsäure enthalten, meiden sollten. Man kann durchaus Maßnahmen ergreifen, um den sekundären Pflanzenstoff abzubauen. Dazu gehört das Einweichen, Fermentieren und Keimen. Hülsenfrüchte werden also idealerweise vor der Zubereitung über Nacht eingeweicht. Fermentierte Hülsenfrüchte, wie beispielsweise Sojabohnen in Form von Tempeh, sind ebenfalls eine prima Sache. Beim Brot ist mein Tipp das Roggenvollkornbrot. Das wird in aller Regel mit Sauerteig – der fermentiert ist – zubereitet. Das Eisen ist also besonders gut verfügbar. Ein weiterer Vorteil von Sauerteigbrot: Es bleibt länger frisch und saftig als mit Hefe gebackenes Brot.

Getreide und auch Hülsenfrüchte kann man vor dem Verzehr ankeimen lassen. Wem das mit zu viel Aufwand verbunden ist, kann bereits gekeimtes Getreide kaufen und damit ein wenig Abwechslung in die Küche bringen. Wenn du deine Eisenaufnahme optimieren möchtest, solltest du zwei Stunden vor und zwei Stunden nach einer eisenreichen Mahlzeit das Trinken von Kaffee oder koffeinhaltigen Tees, verschiedenen Kräutertees und Kakao vermeiden.[54] Im Alltag ist es also vorteilhaft, zum Porridge am Morgen ein Glas frisch gepressten Orangensaft statt eines Kaffees zu trinken.

Kalzium

Kalzium ist der Mineralstoff, der mengenmäßig für unseren Körper am wichtigsten ist. Ich bringe ihn nach wie vor ganz intuitiv mit Milch und Milchprodukten in Verbindung, was vielleicht daran liegt, dass in meiner Kindheit das Glas Milch zum Abendbrot obligatorisch war. Schließlich sorgt Kalzium für starke Knochen – das nehmen zumindest viele Menschen an, nachdem es uns jahrzehntelang eingebläut wurde. Fest steht, dass Kalzium der Baustoff unserer Knochen ist und auch in unseren Zähnen enthalten ist. Es ist an der Blutgerinnung beteiligt, stabilisiert die Zellwände, ist für die Signalübermittlung in den Zellen und die Weiterleitung von Reizen im Nervensystem und in der Muskulatur verantwortlich.[55] Kurzum: Kalzium ist ein überaus wichtiger Nährstoff, den wir auf keinen Fall vernachlässigen sollten.

Bevor ich begann, mich mit der pflanzlichen Ernährung auseinanderzusetzen, war mir überhaupt nicht bewusst, dass auch viele pflanzliche Lebensmittel sehr reich an Kalzium sind. So ist es auch für vegan lebende Menschen mit ein wenig Hintergrundwissen gar nicht schwer, den täglichen Bedarf an Kalzium zu decken. Ich empfehle dir, zusätzlich zu stark kalziumhaltigem Mineralwasser (mindestens 400 mg/l) zu greifen und bei Pflanzendrinks darauf zu achten, dass sie mit Kalzium angereichert wurden. Den Hinweis findest du unter den Nährwertangaben, bei denen ein Kalziumwert von 120 mg/ 100 ml aufgeführt sein sollte. Seit einigen Monaten dürfen biozertifizierte Pflanzendrinks allerdings nicht mehr mit Kalzium angereichert werden, sodass du hier auf herkömmliche Produkte zurückgreifen musst.

KALZIUMQUELLEN IN EINER VEGANEN ERNÄHRUNG:

Kalziumhaltiges Mineralwasser (> 400 mg/l), mit Kalzium angereicherte Pflanzendrinks sowie pflanzliche Joghurtalternativen, Sesam, Leinsamen, Chiasamen, Nüsse und Nussmuse, Tofu, dunkelgrünes Blattgemüse (insbesondere Kohl), Sojabohnen

EMPFEHLUNGEN FÜR DIE TÄGLICHE KALZIUMZUFUHR:

Erwachsene: 1 000 mg/Tag[56]

Mein Tipp:

Eine ausreichende Versorgung mit Vitamin D hängt eng mit einer adäquaten Kalziumversorgung zusammen. Das Vitamin D sorgt dafür, dass das Kalzium aus der Nahrung über die Darmschleimhaut aufgenommen und in unsere Knochen eingebaut werden kann. Es sorgt jedoch nicht nur für eine optimale Aufnahme des Mineralstoffs, sondern auch für eine bedarfsgerechte Ausscheidung, die über unsere Nieren erfolgt. Lass daher einmal jährlich deinen Vitamin-D-Wert bei deinem Hausarzt überprüfen und sorge dafür, dass sich der Wert immer im optimalen Bereich befindet. In manchen Fällen ist es sinnvoll, ein Kalzium-Präparat einzunehmen. Wir trinken zu Hause beispielsweise ausschließlich Leitungswasser, das nicht besonders kalziumreich ist, und unsere Pflanzendrinks haben Bioqualität – sind also nicht mehr mit Kalzium angereichert –, sodass auch diese Quelle wegfällt. Um diese Lücke aufzufüllen, nehme ich täglich Kalziumkapseln zu mir, die Sango-Korallen-Pulver enthalten. Und ja, obwohl Korallen Tiere sind, ist das Pulver tatsächlich vegan. Denn es wird aus abgebrochenen, fossilen Teilen des Korallengerüsts gewonnen. Die Tiere werden dadurch also nicht beschädigt. Falls auch du in Erwägung ziehst, auf ein Nahrungsergänzungsmittel zurückzugreifen, achte darauf, dass das Pulver nachhaltig gewonnen wurde.

Zink

Auch Zink gehört zu den sogenannten Spurenelementen, denn es befindet sich nur in relativ geringen Mengen in unserem Körper. Zink befindet sich in der Haut, in den Nägeln und in den Haaren, aber auch in der Knochensubstanz. Für unseren Stoffwechsel ist der Mineralstoff von besonders großer Bedeutung. Mindestens 300 Enzymen dient Zink als Kofaktor. Das bedeutet, dass Zink für die Enzymaktivität unerlässlich ist. Es ist an der Entgiftung von Alkohol, an antioxidativen Prozessen und am Sehvorgang beteiligt. Seine vermutlich bekannteste Funktion ist die Beteiligung an schützenden Prozessen des Immunsystems. So habe ich schon oft gehört, dass Menschen in der Erkältungszeit hochdosiertes Zink einnehmen, um einem Infekt vorzubeugen. Und tatsächlich: Forschende konnten nachweisen, dass die Einnahme eines hochdosierten Zinkpräparates die Dauer der Erkältungssymptome um einen Tag verkürzen kann.

Nun gehört Zink zu den potenziell kritischen Nährstoffen in einer veganen Ernährung. Wie du bereits weißt, bedeutet das nicht automatisch, dass du ein Nahrungsergänzungsmittel einnehmen musst. Denn Zink ist auch in zahlreichen pflanzlichen Lebensmitteln enthalten. Ähnlich wie bei Eisen ist die Aufnahmekapazität von Zink aus pflanzlichen Lebensmitteln etwas geringer als aus tierischen Lebensmitteln. Hinzu kommt, dass die Bioverfügbarkeit durch Hemmstoffe, wie die bereits bekannte Phytinsäure, herabgesetzt wird. Übrigens konnte nachgewiesen werden, dass bei vegetarisch und vegan lebenden Menschen die tägliche Zinkzufuhr nur geringfügig unter der der mischköstlichen Bevölkerung liegt. Die Aufnahme ist also ähnlich hoch, doch der Körper nimmt schlichtweg weniger Zink aus pflanzlichen Quellen auf. Das bedeutet also, dass insbesondere vegan lebende Menschen bewusst zinkhaltige Lebensmittel in ihre Mahlzeiten einbauen sollten, um nicht in einen Mangel zu rutschen.

Welche Symptome deuten auf einen Zinkmangel hin? Wie bei vielen anderen Mangelerscheinungen sind auch hier die Symptome sehr diffus. So können Haarausfall, ein vermindertes Sehvermögen, eine verzögerte Wundheilung oder eine erhöhte Infektanfälligkeit die Folgen sein. Doch so weit muss es gar nicht kommen. Wenn du die folgenden Tipps beherzigst, kannst du deinen Bedarf auch über die Ernährung decken. Doch wie immer gilt: Lass deine Blutwerte mindestens einmal jährlich überprüfen, damit du bei Bedarf zu einem Nahrungsergänzungsmittel greifen kannst.

ZINKQUELLEN IN EINER VEGANEN ERNÄHRUNG:

Sesam, Hefeflocken, Kürbiskerne, Sonnenblumenkerne, Pekannüsse, Haferflocken, Paranüsse, Erdnüsse, Vollkornweizenmehl, Hirse, Roggen, Naturreis, Steinpilze

EMPFEHLUNGEN FÜR DIE TÄGLICHE ZINKZUFUHR:

Die Zufuhrempfehlungen der DGE sind kategorisiert und an die Höhe der Phytatzufuhr angepasst. Da Veganer:innen durchschnittlich viele phytathaltige Lebensmittel zu sich nehmen, richten wir uns nach den Empfehlungen für eine hohe Phytatzufuhr.

Erwachsene Männer:	16 mg/Tag
Erwachsene Frauen:	10 mg/Tag
Schwangere 1. Trimester:	11 mg/Tag
Schwangere 2. und 3. Trimester:	13 mg/Tag
Stillende:	14 mg/Tag[57]

Mein Tipp:

Vermeide es, Kaffee oder koffeinhaltigen Tee zu zinkreichen Mahlzeiten zu trinken. Die enthaltenen Gerbstoffe, sogenannte Tannine, wirken sich negativ auf die Zinkaufnahme auf. Ebenso wie beim Eisen empfehle ich, stattdessen zu einem Glas Orangensaft oder Wasser mit etwas Zitronensaft zu greifen. Denn die enthaltene Zitronensäure

sorgt für eine verbesserte Zinkaufnahme. Hülsenfrüchte oder Nüsse können vor dem Verzehr über Nacht eingeweicht werden. Dabei kann der Phytatgehalt um bis zu 21 Prozent reduziert werden.
Ein weiterer Tipp: Greife zu Sauerteigbrot. Das kannst du entweder selbst machen oder beim Bäcker kaufen. Bei Letzterem solltest du explizit nach einem Vollkornbrot fragen, welches mit Sauerteig gebacken wurde. Hier ist die größte Menge Zink enthalten. Um die Bioverfügbarkeit von Zink in Getreide und Hülsenfrüchten zu erhöhen, kannst du sie keimen lassen. Du benötigst dafür ein Keimglas. Weiche 2–3 Esslöffel an keimfähigem Getreide oder Hülsenfrüchten über Nacht in einem Glas ein. Dann gießt du das Wasser ab und spülst die Samen täglich mindestens zweimal und lässt sie immer gut abtropfen. Es darf sich auf keinen Fall Schimmel bilden. Deswegen ist das regelmäßige Spülen sehr wichtig! Bereits am zweiten Tag wirst du sehen, dass die Samen zu keimen beginnen, und am dritten Tag können sie verwendet werden. Mit Getreide kannst du dein Müsli oder deinen Salat aufpeppen. Gekeimte Hülsenfrüchte sollten mit Ausnahme der Mungobohne kurz blanchiert werden. Anschließend können sie in Suppen, Soßen, aufs Brot oder in den Salat gegeben werden. Deiner Fantasie sind keine Grenzen gesetzt. Man kann auch bereits gekeimtes Getreide und gekeimte Hülsenfrüchte in getrocknetem Zustand kaufen.

Jod

Jod ist ein Mineralstoff, der besonders für unsere Schilddrüse eine zentrale Bedeutung hat. Denn Jod ist ein Baustein von Schilddrüsenhormonen, die wiederum an vielen Stoffwechselfunktionen im Körper beteiligt sind. Kurz gesagt: Jod ist lebenswichtig! Jod findet sich vor allem in den Meeren. Unsere Böden in Deutschland hingegen sind jodarm. Folglich enthalten auch die Pflanzen, die auf unseren Böden wachsen, nur wenig Jod. Da wir uns als Veganer:innen ausschließlich von Pflanzen ernähren, sollten wir also ein besonderes Augenmerk auf unsere Jodzufuhr richten. Doch auch Menschen, die sich mischköstlich ernähren, sind nicht automatisch gut mit Jod versorgt. Vielleicht hast du dich schon mal gefragt, warum zum Kauf von jodiertem Speisesalz geraten wird. Der Hintergrund ist, eine Grundversorgung der Bevölkerung mit Jod sicherzustellen. Übrigens ist das Tierfutter häufig mit Jod angereichert, was dazu führt, dass in einer mischköstlichen Ernährung auch Eier und Milchprodukte zur Deckung des Jodbedarfs beitragen.

Was passiert in unserem Körper, wenn wir ihm über einen längeren Zeitraum zu wenig Jod zuführen? In diesem Fall können Symptome wie Gewichtszunahme, Müdigkeit und Kraftlosigkeit auftreten, denn aufgrund des Jodmangels werden zu wenig Schilddrüsenhormone gebildet. Eines der häufigsten Symptome, das zudem sehr auffällig ist, ist eine Schwellung im Halsbereich. Die Schilddrüse wird größer. Dabei spricht man von einer Kropfbildung. Die Symptome sind aber noch deutlich weitreichender. Für Schwangere und Stillende ist es besonders wichtig, dass der Körper gut mit Jod versorgt ist, damit die Entwicklung des Kindes nicht beeinträchtigt wird.

JODQUELLEN IN EINER VEGANEN ERNÄHRUNG:

Jodsalz, Nori-Algen (unbedingt darauf achten, dass auf dem Produkt der Jodgehalt angegeben ist), die Algenarten Wakame, Arame und Kombu (sie sollten nicht regelmäßig und nicht übermäßig verzehrt werden, da sie erhebliche Mengen Jod enthalten können), algenhaltige Nahrungsergänzungsmittel (sehr praktisch, da man einen guten Überblick über die täglich aufgenommene Jodmenge behält)

EMPFEHLUNGEN FÜR DIE TÄGLICHE JODZUFUHR (FÜR DEUTSCHLAND UND ÖSTERREICH):

Erwachsene bis 51 Jahre:	200 Mikrogramm/Tag
Erwachsene ab 51 Jahren:	180 Mikrogramm/Tag
Schwangere:	230 Mikrogramm/Tag
Stillende:	260 Mikrogramm/Tag[58]

Mein Tipp:

Die Aufnahme von Jod aus der Nahrung wird im Gegensatz zu einigen anderen Nährstoffen kaum gehemmt und kann im Dünndarm fast vollständig erfolgen. Achte einfach darauf, entweder Jodsalz zu verwenden und regelmäßig Nori-Algen zu essen oder zu einem Nahrungsergänzungsmittel zu greifen.

Selen

Selen gehört zu den Spurenelementen und kommt nur in geringen Anteilen in unserem Körper vor. Der Selengehalt der Pflanzen ist abhängig vom Selengehalt der Böden. Da die Böden in Deutschland nicht besonders reich an diesem Nährstoff sind, sind es die Pflanzen auch nicht. Da ist es nicht verwunderlich, dass sich Selen ebenfalls in die Liste der potenziell kritischen Nährstoffe einreiht. Lebt ein Veganer oder eine Veganerin in Nordamerika, so ist die Versorgung mit Selen über die Nahrung völlig problemlos möglich. Dort enthalten die Böden ausreichend Selen, das durch die Pflanzen aufgenommen wird.

Wofür brauchen wir Selen? Das Spurenelement ist als Bestandteil verschiedener Enzyme für unseren Stoffwechsel lebensnotwendig. Auch in der Schilddrüse wird es benötigt. Dort arbeitet es mit Jod zusammen. Es wirkt als Kofaktor von Enzymen und sorgt dafür, dass Schilddrüsenhormone aktiviert werden. Darüber hinaus spielt Selen eine wichtige Rolle bei der Synthese unserer Erbsubstanz. Bei Männern ist es für die Spermienbildung und Qualität mitverantwortlich und ermöglicht damit eine gesunde Fruchtbarkeit.

Woran kann man einen Selenmangel erkennen? Möglicherweise ist das Immunsystem geschwächt, doch eine unzureichende Selenversorgung kann sich auch durch eine gestörte Knochenbildung und gestörte Muskelfunktion bemerkbar machen. Bei Männern kann die Fruchtbarkeit herabgesetzt sein. Grundsätzlich ist es möglich, seinen Selenbedarf allein über eine pflanzliche Ernährung zu decken. Greife dazu zu Lebensmitteln, die in Gebieten mit selenreichen Böden wie beispielsweise Nordamerika angebaut wurden. Ist es dir nicht möglich, den Selengehalt in deiner Ernährung zu beachten, besteht auch hier die Möglichkeit, zu einem Nahrungsergänzungsmittel zu greifen. Ich nutze dazu Kapseln, die mit gemahlener selenreicher Senfsaat gefüllt sind, und erziele damit optimale Blutwerte. Bevor du aber zu einem Nahrungsergänzungsmittel greifst, lass zunächst dein Blut untersuchen, um herauszufinden, ob überhaupt Bedarf dafür besteht.

SELENQUELLEN IN EINER VEGANEN ERNÄHRUNG:

Paranüsse, Linsen, Reis und Champignons

SCHÄTZWERTE FÜR DIE TAGESZUFUHR:

Bitte beachte an dieser Stelle, dass die Deutsche Gesellschaft für Ernährung die empfohlene Tageszufuhr lediglich als Schätzwert angibt. Das liegt daran, dass keine genauen Angaben zum täglichen Bedarf vorliegen. Dennoch sind sie ein guter Richtwert für eine angemessene Nährstoffzufuhr.

Erwachsene Männer:	70 Mikrogramm/Tag
Erwachsene Frauen:	60 Mikrogramm/Tag
Schwangere:	60 Mikrogramm/Tag
Stillende:	75 Mikrogramm/Tag[59]

Mein Tipp:

Organisches Selen, also solches, das wir mit der Nahrung aus Pflanzen oder Tieren zu uns nehmen, kann der Körper besser aufnehmen als anorganisches Selen. Falls du zu einem Nahrungsergänzungsmittel greifen möchtest, achte darauf, dass du zu sogenanntem Selenomethionin greifst. Selen liegt in Pflanzen in Form von Selenomethionin vor und hat mit 85 bis 100 Prozent eine sehr hohe Bioverfügbarkeit.

Vitamin B_2

Vitamin B_2, auch Riboflavin genannt, ist sowohl in tierischen als auch in pflanzlichen Lebensmitteln enthalten. In pflanzlichen Lebensmitteln sind die enthaltenen Mengen jedoch geringer. Dennoch kannst du deinen täglichen Bedarf leicht decken, wenn du dich vegan ernährst. Unser Körper benötigt Vitamin B_2 unter anderem zur Immunabwehr und für das Wachstum und die Entwicklung unseres Organismus. Darüber hinaus ist es am Prozess der Energiegewinnung aus den Nährstoffen unserer Nahrung beteiligt. In unserer Gesellschaft tritt ein schwerer Vitamin-B_2-Mangel praktisch nicht auf.

Sollte tatsächlich ein Mangel bestehen, so ist der Körper auch mit anderen B-Vitaminen unterversorgt. Die Symptome sind sehr vielfältig und reichen von Haut- und Schleimhautveränderungen über Blutarmut bis hin zu Nervenfunktionsstörungen und einem erhöhten Risiko für Gefäßerkrankungen. Was wirklich besorgniserregend klingt, kann mit der richtigen Ernährung ganz einfach vermieden werden. Mein besonderer Tipp, um unseren Körper mit Vitamin B_2 zu versorgen, ist die Verwendung von Hefeflocken. Streue sie einfach über deine fertigen Speisen. Sie verleihen ihnen ein richtig würziges Aroma und schmecken ein wenig nach Käse.

VITAMIN-B_2-QUELLEN IN EINER VEGANEN ERNÄHRUNG:

Hefeflocken, Champignons, Steinpilze, Mandeln, Haselnüsse, Kürbiskerne, Erbsen, Linsen, Spinat, Brokkoli, Vollkornprodukte, getrocknete Pflaumen, getrocknete Feigen, Avocado, Rosenkohl

EMPFEHLUNGEN FÜR DIE TÄGLICHE VITAMIN-B_2-ZUFUHR:

Erwachsene Männer bis 51 Jahre:	1,4 mg/Tag
Erwachsene Männer ab 51 Jahren:	1,3 mg/Tag
Erwachsene Frauen bis 51 Jahre:	1,1 mg/Tag

Erwachsene Frauen ab 51 Jahren:	1,0 mg/Tag
Schwangere 2. Trimester:	1,3 mg/Tag
Schwangere 3. Trimester:	1,4 mg/Tag
Stillende:	1,4 mg/Tag[60]

Mein Tipp:

Vitamin B_2 ist ein sehr hitzestabiles Vitamin. Dennoch ist es empfehlenswert, Gemüse zu dünsten oder schonend zu garen. Da ein Teil der Vitamine ins Kochwasser übergeht, könntest du dieses verwenden, um eine Soße oder einen würzigen Gemüse-Eintopf zuzubereiten. Darüber hinaus kannst du beispielsweise Hefeflocken prima zum Würzen von Soßen und Suppen verwenden.

Auf diese Blutwerte kommt es an

Die Motive, sich für eine vegane Ernährung zu entscheiden, sind vielschichtig. Die einen machen es aus ökologischen Gründen, die anderen aus ethischen, und bei wieder anderen steht die Gesundheit im Vordergrund. Wenn ökologische oder ethische Aspekte bei deiner Entscheidung, vegan zu leben, ausschlaggebend waren, hast du bislang vielleicht keinen Schwerpunkt auf die Vollwertigkeit und Ausgewogenheit deiner Ernährung gelegt. Vielleicht gehörst du sogar zu der Gruppe der Pudding-Veganer (den Begriff gibt es tatsächlich) und ernährst dich viel von Fertigprodukten und Lebensmitteln, die deinem Körper außer Energie wenig Mehrwert liefern. Gerade dann ist es wichtig, den gesundheitlichen Aspekt im Blick zu behalten. Das beste Instrument dazu ist die regelmäßige Kontrolle der Blutwerte. So kannst du frühzeitig erkennen, wenn ein Wert vom Normbereich abweicht, und mit einer gezielten Lebensmittelauswahl oder unter

Umständen auch mit der Einnahme von Nahrungsergänzungsmitteln gegensteuern.

Du kannst deine Blutwerte entweder bei deinem Hausarzt bzw. deiner Heilpraktikerin testen lassen oder die Tests selbst zu Hause durchführen. Ich habe dir bereits von meiner Erfahrung mit meinem Hausarzt berichtet. Sein Unverständnis und seine offenkundig fehlende Sachkenntnis hatten mich dazu veranlasst, meine Blutwerte zu Hause zu testen. Es gibt verschiedene Anbieter von Testsets, die man sich zuschicken lassen kann. Das Blut entnimmt man sich selbst und schickt es anschließend ins Labor. Als unser Bluttest anstand, packte ich die benötigten Utensilien aus und las mir die Anleitung durch. Um das Blut zu entnehmen, musste man sich mit einer Lanzette in den Finger stechen. Das austretende Blut wurde je nach Test entweder in einem Röhrchen gesammelt oder auf ein Stück Papier getropft. Ich muss zugeben, dass mich diese Prozedur wirklich Überwindung kostete. Und ganz schmerzfrei war es auch nicht. Dennoch werde ich es bei der nächsten Blutuntersuchung wieder so machen, denn ich möchte nicht mit Ärzt:innen über meine Ernährung diskutieren.

Zunächst aber empfehle ich, das Gespräch mit deinem Arzt oder deiner Ärztin zu suchen. Dabei wirst du schnell feststellen, welche Einstellung sie einer veganen Ernährung gegenüber haben. Im besten Falle ist ihre Haltung positiv oder neutral. Sollte sie negativ sein, lass dich auf keinen Fall davon verunsichern oder dich gar von deinem Weg abbringen. Bedenke immer, dass Allgemeinmediziner:innen in der Regel keine Ernährungsexpert:innen sind. Im Medizinstudium hat die Ernährung leider keinen hohen Stellenwert, und es beschäftigen sich nur wenige Vorlesungsstunden mit diesem Thema, das für die Gesundheit doch von so großer Bedeutung ist. Einige haben mir berichtet, dass sie gute Erfahrungen mit Heilpraktiker:innen gemacht haben, da sie offenbar einer veganen Ernährungsweise gegenüber häufig aufgeschlossen sind. Der Vorteil einer Blutuntersuchung bei einem Arzt oder einer Heilpraktikerin ist, dass ihr die Werte gemeinsam analysieren könnt und du dir Rat holen kannst, wenn Handlungsbedarf besteht.

Ganz unabhängig davon, für welchen Weg du dich nun entscheidest, solltest du einplanen, dass diese Tests keine Kassenleistung sind. Du musst also selbst dafür aufkommen. Bei meiner Untersuchung zu Hause lagen die Kosten bei ungefähr 180,00 Euro. Ganz schön viel Geld, das ist mir bewusst. Doch wenn man sich entscheidet, vegan zu leben, entscheidet man sich gleichzeitig dafür, Verantwortung zu übernehmen. Verantwortung für sein alltägliches Handeln, den Tieren, der Umwelt, aber auch sich selbst gegenüber. Immerhin ist unsere Gesundheit eines der wichtigsten Güter für ein glückliches Leben. Deswegen halte ich es für besonders wichtig, dass wir achtsam mit ihr umgehen.

Wir sollten also in regelmäßige Blutuntersuchungen investieren, um sicherzustellen, dass sich unserer Werte in der Norm befinden. Aber was ist regelmäßig? Ich empfehle eine Blutuntersuchung zu Beginn deiner Umstellung, denn dann hast du einen Referenzwert, an dem du dich orientieren kannst. Darüber hinaus ist es auch einfach spannend zu beobachten, wie sich die Ernährung auf unseren Körper auswirkt. Hast du dich ein halbes Jahr vegan ernährt, empfiehlt sich eine weitere Untersuchung. Bei den meisten Blutwerten kannst du nun abschätzen, ob und wie sie von deiner Ernährung beeinflusst werden. Die halbjährliche Blutuntersuchung kann man so lange beibehalten, bis sich die Blutwerte einpendeln und auf einem guten Niveau stabil bleiben. In besonderen Situationen, wie Schwangerschaft und Stillzeit, solltest du bei einer halbjährlichen Blutuntersuchung bleiben, denn dein Körper unterliegt während dieser Zeit einem stetigen Wandel und somit auch der Nährstoffbedarf für dich und dein Kind.

Die Tabelle zeigt dir, welche Werte du bei deinen Blutuntersuchungen überprüfen lassen solltest.

Nährstoff	Blutwert	Untersuchungsform	Normbereich
Vitamin B_{12}	Holo-TC-Wert	Blut	> 50 pmol/l
Vitamin D	25-OH-Vitamin D_3	Blut	30–50 ng/l
Omega-3	HS-Omega-3-Index	Blut	> 8 %
Eisen	Ferritin	Blut	♂ (18–45): 10–220 mcg/l ♂ (> 45): 15–400 mcg/l ♀ (18–45): 6–70 mcg/l ♀ (> 45): 18–120 mcg/l
Jod	Jod	Urin	100–200 mcg/l
Selen	Selen	Blut	100–140 mcg/l
Zink	Zink	Blut	70–150 mcg/dl
Vitamin B_2/ Riboflavin	Riboflavin	Blut	6–12 mcg/dl

Woran erkenne ich ein gutes Nahrungsergänzungsmittel?

Als ich 2019 meine Ernährung umstellte, begann ich, mich intensiv mit dem ganzen Thema zu beschäftigen. Denn auch ich war durch das altbekannte Vorurteil, dass man durch eine pflanzliche Ernährung diverse Nährstoffmängel heraufbeschwört, verunsichert. Gleich zu Beginn stieß ich glücklicherweise auf die Information, dass es gut möglich ist, sich gesund vegan zu ernähren. Allerdings sollte man Nahrungsergänzungsmittel – allen voran Vitamin B_{12} – zu sich nehmen.

Ich war zu dem Zeitpunkt noch völlig überfordert. In welcher Höhe sollte man supplementieren? Wo kaufe ich Nahrungsergänzungsmittel, und wie finde ich heraus, ob es sich um ein qualitativ hochwertiges Präparat handelt? Ich schaute mich auf einer großen Online-Verkaufsplattform um und orientierte mich einfach an den meisten und besten Bewertungen. Da ich selbst keine Ahnung hatte, vertraute ich eben auf die Meinung anderer.

Diese Herangehensweise empfehle ich dir auf gar keinen Fall. Es ist geradezu fahrlässig, so blauäugig wie ich damals einfach blind ein mehr oder weniger beliebiges Nährstoffpräparat einzunehmen. Die Dosierung meines ausgewählten Vitamin-B_{12}-Präparats war viel zu hoch – fünfmal höher als die empfohlene Tagesdosis. Glücklicherweise ist es bei diesem Nährstoff nicht allzu tragisch, wenn man über einen begrenzten Zeitraum etwas zu viel einnimmt. Dennoch ist meine Erfahrung ein Paradebeispiel dafür, dass mit Nahrungsergänzungsmitteln nicht leichtfertig umgegangen werden sollte. Sie sind zwar nicht verschreibungspflichtig, doch das bedeutet nicht, dass es bei einer falschen Dosierung nicht zu Nebenwirkungen kommen würde.

Wenn du ein Nahrungsergänzungsmittel nehmen möchtest – und das solltest du bei Vitamin B_{12} unbedingt tun –, ist es wichtig, ein paar Dinge beachten. Die Dosierung sollte an deinen Körper und deine Lebensphase angepasst sein. Die empfohlene Dosierungshöhe kannst du im Kapitel »Potenziell kritische Nährstoffe« noch einmal genauer nachlesen. Im Idealfall hast du deine Blutwerte zu Beginn deiner Ernährungsumstellung bestimmen lassen. Das ist sehr vorteilhaft, denn nun kennst du den Status quo. Sind deine Werte aktuell im grünen Bereich, rate ich dir, dich an die empfohlenen Werte der Deutschen Gesellschaft für Ernährung zu halten. Nach einem halben Jahr lässt du deine Blutwerte erneut untersuchen. Dann kannst du überprüfen, ob du die Dosierung nach oben oder unten korrigieren musst. Sind deine Blutwerte oberhalb oder unterhalb des Normbereiches, sprich unbedingt mit deinem Arzt oder deiner Ärztin und probiere nicht selbst und ohne ärztlichen Rat mit Nahrungsergänzungsmitteln herum. Immerhin geht es um nichts Geringeres als deine Gesundheit.

Nun hast du also eine Orientierung, in welcher Höhe du supplementieren solltest. Jetzt folgt die Qual der Wahl. Der Markt ist voll von Nahrungsergänzungsmitteln, und jeder Hersteller behauptet von seinem Produkt, das beste zu sein. Ein Punkt, der mir an dieser Stelle besonders wichtig ist, ist Transparenz. Im Idealfall erfährst du in der Produktbeschreibung, woher die Rohstoffe bezogen wurden und in welchem Verfahren das Produkt hergestellt wurde. Auch sollten die Produkte schadstofffrei sein. Gute Hersteller geben das auf ihrer Website an. Wenn man sich entscheidet, zu einem Nahrungsergänzungsmittel zu greifen, möchte man damit mögliche Defizite, die in der Ernährung entstehen, ausgleichen. Darum ist es wichtig, dass die zugeführten Nährstoffe eine hohe Bioverfügbarkeit haben und von deinem Körper optimal aufgenommen werden können. Um sicherzustellen, dass das gewählte Präparat wirksam ist, sollten unabhängige Studien oder Labortests vorliegen. Achte unbedingt darauf, dass das gewählte Nahrungsergänzungsmittel vegan ist und keine versteckten tierischen Inhaltsstoffe enthält, und auch darauf, dass es nicht an Tieren getestet wurde.

Nun wirst du bei deiner Recherche vermutlich recht schnell auf vegane Multinährstoffpräparate stoßen. Häufig wird damit geworben, dass für Veganer:innen eine Kapsel pro Tag ausreiche. Das klingt ziemlich verlockend, findest du nicht? Es ist zumindest einfacher, als ein Sammelsurium vieler unterschiedlicher Produkte zu besitzen und täglich verschiedenste Kapseln und Tropfen einnehmen zu müssen. Ja, ich gebe zu, ein Multinährstoffpräparat ist wirklich praktisch. Und ja, ich gebe auch zu, dass es mich manchmal nervt, jeden Tag an die Einnahme meiner Nahrungsergänzungsmittel zu denken. Für mich kommt es jedoch nicht infrage, zu einem Multinährstoffpräparat zu greifen, und das hat einen Grund: Eine individuelle Dosierung ist hier nicht möglich. Für Menschen, die keine Lust und Energie haben, sich mit ihrer Ernährung auseinanderzusetzen, ist es sicher besser, als gar nichts einzunehmen, doch es ist nicht möglich, damit auf die speziellen Bedürfnisse deines Körpers einzugehen. Ich sehe an meinen Blutwerten und denen meines Mannes immer wieder, wie individuell unser Nährstoffbedarf ist. Falls du dich dennoch für ein solches Präparat entscheiden solltest, ist es umso wichtiger, zunächst halbjährlich deine Blutwerte überprüfen zu lassen. In besonderen Lebenslagen wie Schwangerschaft und Stillzeit, aber auch für Kinder rate ich unbedingt zu einer individuellen Dosierung. Falls du dir bezüglich der Dosierung oder der Wahl des Präparates unsicher sein solltest, vereinbare einen Termin mit einem Ernährungsberater oder einer Ernährungsberaterin.

Ich habe noch einen kleinen Tipp, der mir sehr hilft, meine Nahrungsergänzungsmittel regelmäßig einzunehmen. Dabei handelt es sich um Pillenboxen für eine Woche. Jeder in der Familie hat seine eigene Box, die ich am Sonntagabend individuell befülle. Das spart Zeit und verschafft mir einen guten Überblick, wer seine Nahrungsergänzungsmittel bereits genommen hat.

LEBENSMITTELKUNDE

Vegane Basics

Wenn du beginnst, deine Ernährung umzustellen, wirst du bemerken, dass sich die Wege im Supermarkt verändern. Die Zeit, die du vor den Kühlregalen verbringst, wird deutlich kürzer. Stattdessen wirst du dich in der Obst- und Gemüseabteilung, bei den Konserven und bei den Regalen mit den Bio-Lebensmitteln wiederfinden. Zu Beginn hast du vielleicht die Sorge, dass das Gefühl von Verzicht aufkommen könnte. Das kann ich sehr gut nachvollziehen, denn mir ging es anfangs ebenso. Rückblickend betrachtet war diese Sorge jedoch völlig unbegründet, denn mir hat sich eine ganz neue Vielfalt an Lebensmitteln eröffnet.

Auch vor meiner Zeit als Veganerin habe ich schon viel mit Gemüse gekocht und gerne Obst gegessen, doch seit diese Nahrungsmittel nicht mehr Beilagen sind, sondern die Hauptrolle auf meinem Teller spielen, bin ich aus kulinarischer Sicht ein Level aufgestiegen. Dadurch, dass du deine komplette Ernährung umkrempelst, werden sich auch die Basics in deiner Vorratskammer und im Kühlschrank verändern. Diesen Grundstock an gesunden Lebensmitteln möchte ich gerne mit dir teilen.

Hülsenfrüchte

Hülsenfrüchte sind echte Alleskönner und für mich aus meiner Ernährung nicht mehr wegzudenken. Es gibt unzählige Sorten, die sich vielfältig in der Küche einsetzen lassen. Sie sind reich an pflanzlichem Eiweiß, Eisen, Zink und vielen weiteren Mineralstoffen – und nicht nur das: In 100 Gramm trockenen Linsen stecken 11 Gramm Ballaststoffe. Das entspricht in etwa einem Drittel der täglich empfohlenen Menge. Im Folgenden stelle ich dir meine liebsten Hülsenfrüchte vor und zeige dir, wofür ich sie verwende.

Tellerlinsen: Sie sind der Klassiker unter den Linsen und eignen sich prima für Linsensuppen. Früher galten sie als Arme-Leute-Essen, denn aus ihnen konnte man für wenig Geld eine sättigende und gesunde Mahlzeit zubereiten. Doch auch wenn diese Linsenart ein Klassiker der deutschen Küche ist, liegen die Anbaugebiete in Nordamerika, Spanien und der Türkei.[61] Übrigens kannst du an ihrer Farbe erkennen, wie lange sie bereits gelagert wurden. Sind sie noch frisch, ist die Farbe eher grünlich und verfärbt sich bei längerer Lagerung ins Bräunliche. Wie alle anderen Linsensorten auch muss man sie nicht einweichen, denn sie sind bereits nach 30 bis 45 Minuten fertig gegart. Beim Garen von Hülsenfrüchten solltest du darauf achten, erst am Ende der Garzeit zu salzen. Ansonsten läufst du Gefahr, dass die Linsen nicht weich werden.

Rote Linsen: Sie eignen sich perfekt, wenn es mal schnell gehen muss, denn sie haben mit etwa 10 Minuten eine sehr kurze Garzeit. Im Handel werden sie meistens in geschälter Form angeboten, was zwei Vorteile hat: Sie sind besser bekömmlich, und man kann hervorragend Bratlinge oder Linsenfrikadellen aus ihnen herstellen. In einer veganen Bolognese-Soße machen sie sich prima als Hackfleischersatz.

Belugalinsen: Möchtest du dir einen schmackhaften Linsensalat zubereiten, greifst du am besten zur Belugalinse. Die kleinen und beinahe schwarzen Linsen behalten auch nach dem Kochen ihre feste Konsistenz und haben einen leicht nussigen Geschmack, der an geröstete Maronen erinnert. Die Belugalinse gilt übrigens als eine der feinsten Linsensorten überhaupt und wird auch Kaviarlinse genannt.

Kichererbsen: Die aus Vorderasien stammende Hülsenfrucht ist sowohl in getrockneter Form als auch in Konserven im Handel erhältlich. Kichererbsen sind eine tolle Kalziumquelle und vielseitig einsetzbar. So kann man aus ihnen Hummus und Falafel herstellen, sie aus der Konserve direkt in einen Salat geben oder im Backofen rösten und als gesunden Snack genießen.

Grüne Erbsen: Grüne Erbsen gehören zu den heimischen Hülsenfrüchten, und du kannst sie zu Hause sogar ganz einfach selbst anbauen. Dafür bedarf es nicht einmal eines Gartens. Ein Balkon reicht völlig aus, denn die Erbsen wachsen auch prima in einem großen Blumenkübel mit einer Rankhilfe. Die grünen Zuckererbsen kann man sogar roh und mit Schote essen, sofern sie noch jung sind. Die größeren Gemüseerbsen müssen vor der Zubereitung, so wie die meisten anderen Hülsenfrüchte auch, gut durchgegart werden. Im Handel sind sie in der Saison frisch erhältlich, ansonsten kannst du sie tiefgefroren, in der Konserve oder getrocknet kaufen. Für einen deftigen Erbseneintopf verwende ich am liebsten Schälerbsen. Ihr Vorteil ist, dass sie beim Kochen schön sämig werden und leichter verdaulich sind.

Tofu: Ja, auch Tofu zählt zu der Gruppe der Hülsenfrüchte, denn er wird schließlich aus Sojabohnen hergestellt. Es gibt ihn in vielen Varianten. Am häufigsten erhältlich sind jedoch Naturtofu und Räuchertofu. Beim Naturtofu ist die richtige Zubereitung elementar. Schmeckt er ungewürzt fast nach nichts, kann er sich mariniert und knusprig angebraten zu einer echten Geschmacksexplosion entwickeln. Räuchertofu wird, wie der Name schon sagt, geräuchert und ist zudem salziger als Naturtofu. Ihn kann man ebenfalls knusprig anbraten und als Speckersatz verwenden, aber auch kalt schmeckt er sehr gut. Tofu ist in der veganen Ernährung ein sehr wertvolles Nahrungsmittel, denn er ist reich an Eiweiß, Eisen und Kalzium.

Tofu zählt übrigens nicht zu den Ersatzprodukten. Bereits vor über 1 000 Jahren war er in China ein beliebtes Nahrungsmittel. Er wird durch Gerinnung der Eiweißbestandteile von Sojamilch hergestellt. Tofu gibt es nicht nur in Form von festem Natur- oder Räuchertofu, sondern auch in einer cremigen Textur. Diese Sorte nennt man Seidentofu. Er eignet sich zum Beispiel für die Herstellung von Süßspeisen oder veganen Käsekuchen. In den Supermärkten ist Seidentofu bislang eher eine Rarität. Wenn du ihn gerne verarbeiten möchtest, solltest du dich stattdessen im Bioladen im Kühlregal umschauen.

Tempeh: Vor Tempeh habe ich mich lange gedrückt. Ich dachte: Verschimmelte Sojabohnen, das kann doch nicht schmecken. Falsch gedacht! Heute ist es eine meiner liebsten Eiweißquellen und hat wirklich Suchtpotenzial. Bei Tempeh handelt es sich um ein traditionelles indonesisches Lebensmittel, das mit Schimmelpilzen geimpft und fermentiert wird. Was sich vielleicht etwas unappetitlich anhört, ist in Wahrheit unfassbar lecker und hat ein leicht pilziges, nussiges Aroma. Mariniert und anschließend knusprig angebraten, ist Tempeh ein Highlight in jedem Gericht. Du merkst, ich komme ganz schön ins Schwärmen. Und das war noch nicht einmal alles. Das Sojaprodukt ist fettarm, dazu äußerst eiweißreich und enthält obendrein wertvolle Nährstoffe wie Eisen, Kalzium und Magnesium. Du findest Tempeh entweder im Bioladen oder online. Da wir keinen Bioladen in unserer Nähe haben, bestelle ich gerne eine größere Menge. Man kann ihn nämlich auch wunderbar einfrieren.

Obst und Gemüse

Die Empfehlung lautet, dass wir täglich drei Portionen Gemüse und zwei Portionen Obst zu uns nehmen sollten. Eine Portion entspricht dabei der Menge, die in deine Hand passt. Bei Salat sind es zwei Hände.

Obst und Gemüse sind ganz wundervolle Lebensmittel, denn sie haben eine sehr hohe Nährstoffdichte. Das bedeutet, dass sie über besonders viele Nährstoffe und gleichzeitig eine geringe Kalorienmenge verfügen. Ganz schön praktisch, oder? Ein weiterer Pluspunkt ist der hohe Gehalt an Ballaststoffen. Sie machen satt und wirken sich äußerst positiv auf unsere Verdauung und Darmgesundheit aus. Die Vielfalt an Obst und Gemüse scheint schier unendlich. Ich kann dir nur ans Herz legen, auch mal unbekanntere Sorten auszuprobieren oder bekannte Sorten auf eine ganz neue Art und Weise zuzubereiten.

Obst und Gemüse sind reich an sekundären Pflanzenstoffen wie beispielsweise Aromen, Farbstoffen und Duftstoffen. Etwa 10 000 verschiedene sekundäre Pflanzenstoffe kommen in der menschlichen Nahrung vor. Einigen davon wird eine positive Wirkung auf den Körper zugeschrieben. So wird dem in Tomaten vorkommenden Carotinoid Lycopin eine zellschützende Wirkung nachgesagt. In Studien konnte nachgewiesen werden, dass ein hoher Tomatenverzehr mit einem verringerten Krebsrisiko einhergeht.[62] Dunkelblaue oder violette Früchte enthalten besonders viele Anthocyane – Farbstoffe, die freie Radikale binden und die Zellen schützen. Deswegen lautet mein Tipp, wenn du die Wahl zwischen beispielsweise weißen und blauen Trauben hast, zu den blauen bzw. roten zu greifen, genau wie auch bei Zwiebeln.

Grundsätzlich solltest du darauf achten, deine Mahlzeiten durch viel Obst und Gemüse so bunt wie möglich zu gestalten. Es gibt da diesen schönen Spruch, an dem du dich orientieren kannst. Er lautet »Eat the Rainbow« – iss den Regenbogen. Wenn du so bunt wie möglich isst, gibst du deinem Körper die Möglichkeit, das Potenzial einer Vielzahl unterschiedlicher sekundärer Pflanzenstoffe zu nutzen.

Wenn du gleichzeitig der Umwelt etwas Gutes tun möchtest, kaufe regional und saisonal ein. Regional, weil die Transportwege dadurch kürzer sind und dementsprechend weniger Treibhausgase ausgestoßen werden. Saisonal, damit die Früchte nicht wochenlang in großen Kühlhäusern verweilen müssen. Denn auch die Kühlung kostet Unmengen an Energie. Das kann sogar dazu führen, dass ein Apfel aus Übersee eine bessere CO_2-Bilanz hat als ein heimischer Apfel, der wochenlang im Kühlhaus gelagert wurde. Ein weiterer Vorteil von Saisonalität: Je frischer die Früchte, umso mehr Vitamine sind enthalten. Bei Äpfeln kann durch eine lange Lagerung bis zu 50 Prozent des Vitamin C verloren gehen. Sofern es dir finanziell möglich ist, achte auf Bioqualität. Der ökologische Landbau ist schonender für die Umwelt, wodurch wir keine Rückstände von Pestiziden mit unserer Nahrung aufnehmen.

Es muss übrigens nicht immer frisches Obst und Gemüse sein. Auch in der länger haltbaren tiefgefrorenen Variante sind viele Vitamine und Nährstoffe enthalten. Häufig sogar mehr als in der vermeintlich frischen Ware. Grund dafür ist, dass das Obst und Gemüse unmittelbar nach der Ernte schockgefrostet wird. Dadurch bleiben mehr Nährstoffe erhalten als bei einer Lagerung im Kühlhaus. Obst und Gemüse aus Konserven ist dagegen weniger nährstoffreich, denn es wird erhitzt, um es haltbar zu machen. Dabei werden viele Vitamine zerstört. Außerdem enthalten Konserven oft Zucker und Salz, wovon wir in den meisten Fällen ohnehin mehr als genug zu uns nehmen. Daher sollten Konserven nicht deine erste Wahl sein.

Wo wir schon beim Thema Nährstoffe sind: Rohkost mit Schale ist ganz besonders nährstoffreich. Doch wenn dein Verdauungssystem noch nicht an viel rohes Obst und Gemüse gewöhnt ist, kann es anfangs zu Bauchschmerzen und Blähungen kommen. Hilfreich ist, wenn man die Mengen schrittweise steigert, um die Verdauung nicht zu überfordern. Beim Gemüse kann kurzes Andünsten oder Blanchieren Abhilfe schaffen.

Falls es dir schwerfallen sollte, auf die täglichen fünf Portionen zu kommen, könntest du es mal mit einem Smoothie probieren. Besonders gesund ist die grüne Variante, die du zudem mit Haferflocken, Leinsamen und etwas Nussmus noch nährstoffreicher gestalten kannst. Ich trinke so einen Smoothie gerne zum Frühstück oder Mittagessen. Er schmeckt gut, hält lange satt und ist eine echte Nährstoffbombe.

Grüner Frühstücks-Shake

Du brauchst für 2 Portionen:

1 gefrorene Banane
2 Handvoll Grünkohl, Spinat oder Feldsalat
½ Salatgurke
30 g Haferflocken
1 EL Mandel- oder Cashewmus
1 walnussgroßes Stück Ingwer
500 ml Wasser

So geht's:

Gib alle Zutaten in einen Hochleistungsmixer und püriere sie auf höchster Stufe 45 Sekunden lang.
Lass es dir schmecken!

Gesunde Kohlenhydrate

Als ich Anfang zwanzig war, war ich der festen Überzeugung, dass Kohlenhydrate für Übergewicht verantwortlich sind. So versuchte ich, besonders viel mageres Fleisch, Milchprodukte und Eier in meinen Speiseplan zu integrieren. Heute weiß ich es glücklicherweise besser. Unser Körper ist auf eine regelmäßige Zufuhr von Kohlenhydraten angewiesen, denn sie liefern uns Energie. Nicht umsonst werden während Marathonläufen Bananen gereicht, um die Sportler:innen kurzfristig mit Energie zu versorgen. Kohlenhydrate führen also nicht grundsätzlich zu Übergewicht und sind auch nicht immer ungesund.

Man unterscheidet verschiedene Arten von Kohlenhydraten. Die kurzkettigen Kohlenhydrate kommen in zuckerhaltigen Lebensmitteln vor. Sie schmecken süß und sind auch in industriell hergestellten Naschereien vorhanden. Obwohl kurzkettige Kohlenhydrate auch in Obst enthalten sind, ist es trotzdem nicht ungesund. Denn es sind keine »leeren Kohlenhydrate«, wie sie beispielsweise in Schokolade oder Gummibärchen zu finden sind, sondern das Obst enthält darüber hinaus auch noch zahlreiche Nährstoffe, sekundäre Pflanzenstoffe und Ballaststoffe.

Neben den kurzkettigen, süß schmeckenden Kohlenhydraten gibt es die langkettigen oder auch komplexen Kohlenhydrate. Sie sind vor allem in stärkehaltigen Lebensmitteln enthalten. Obwohl sie nicht süß schmecken, spricht man von Mehrfachzuckern. Sie müssen erst in Einfachzucker aufgespalten werden. Diese Aufspaltung kannst du sogar selbst erschmecken.

Als ich in der 10. Klasse war, forderte uns unser Biologie-Lehrer auf, zur nächsten Unterrichtsstunde eine Scheibe Brot mitzubringen. Wir sollten es so lange kauen, bis wir einen süßen Geschmack feststellen konnten – und siehe da, so war es tatsächlich. Wir konnten live erleben, wie das Enzym Amylase die im Brot enthaltene Stärke (also Mehrfachzucker) in süß schmeckenden Einfachzucker aufgespalten hat. Falls du es noch nie probiert hast, versuch es mal. Es ist immer wieder erstaunlich. Um unseren Körper längerfristig mit Energie zu versorgen, brauchen wir also vor allem langkettige Kohlenhydrate. Ihre Aufspaltung dauert eine Weile und wird im Verdauungstrakt fortgesetzt. Der Blutzuckerspiegel steigt infolgedessen nur langsam an, und das Sättigungsgefühl hält länger vor.

Kartoffeln: Kartoffeln sind ein Wurzelgemüse, das ursprünglich aus den Anden Südamerikas stammt. Im 16. Jahrhundert wurden sie durch spanische Seefahrer nach Europa gebracht und gelten mittlerweile als *das* deutsche Gemüse. Ich muss gestehen, dass ich ein großer Liebhaber der unscheinbaren Knolle bin, denn sie ist vielfältig verwendbar und sehr gesund. Wusstest du, dass die Kartoffel zu den wichtigsten Vitamin-C-Lieferanten gehört? Selbst wenn du nicht so viele Kohlenhydrate zu dir nehmen möchtest, musst du Kartoffeln nicht von deinem Speiseplan streichen. Lass sie einfach abkühlen und erhitze sie dann erneut, zum Beispiel in Form von Bratkartoffeln. Durch das Abkühlen wird die chemische Struktur des Kohlenhydrats Stärke verändert. Sie wird in sogenannte resistente Stärke umgewandelt, die nahezu unverdaulich ist, dabei eine intakte Darmflora fördert und sich positiv auf den Blutzuckerspiegel auswirkt. Das funktioniert übrigens auch mit Reis und Nudeln.

VOLLKORNGETREIDE: Wenn du die Wahl hast zwischen einem Produkt aus weißem Mehl und einem Produkt aus Vollkorngetreide, empfehle ich, immer zur dunklen Variante zu greifen. Denn in ihr steckt ein Vielfaches an Nährstoffen. Laut Verbraucherzentrale finden sich in einem Weizenbrot aus Vollkornmehl zwei- bis achtmal so viele Nährstoffe wie in der hellen Variante. Zudem enthält Vollkorngetreide deutlich mehr Ballaststoffe, die – wie du weißt – besonders wichtig für unsere Darmgesundheit sind. Da Vollkorngetreide reich an Eisen, Zink und Protein ist, ist es ein wichtiger Bestandteil des veganen Speiseplans.

Haferflocken: Zu meinen absoluten Getreide-Must-haves gehören die Haferflocken. Das heimische Getreide ist in der Küche vielseitig einsetzbar. Ich verwende es gerne zur Herstellung von Porridge, gebe die Flocken in Smoothies oder nutze sie als Bindemittel für Bratlinge und Co. Die bekannten Getreideflocken liefern uns unter anderem besonders viel Eisen und Zink, die beide zu den potenziell kritischen Nährstoffen gehören. Da Hafer von Natur aus kein Gluten enthält, ist er prinzipiell für Menschen mit Zöliakie geeignet. Es lohnt sich dennoch, im Falle einer Unverträglichkeit beim Kauf auf den Zusatz »glutenfrei« zu achten. Andernfalls kann es während des Anbaus und in der Lieferkette zu Verunreinigungen mit glutenhaltigem Getreide kommen.

Vollkornnudeln: Wie auch bei Backwaren empfehle ich dir, bei Nudeln zur Vollkornvariante zu greifen. Mittlerweile sind sie kein exotisches Produkt mehr, sondern in beinahe jedem Supermarkt in allen erdenklichen Sorten erhältlich. Sie machen länger satt als die helle Variante und versorgen dich obendrein mit vielen Vitaminen und Mineralien. Ich gebe zu, anfangs habe ich mich sehr schwer damit getan, die hellen Nudeln links liegen zu lassen, doch mittlerweile habe ich mich an den Geschmack der Vollkornnudeln gewöhnt. Ich freue mich sogar, dass meine Wahl nun bevorzugt auf die dunkle Variante fällt, denn sie leisten einen wertvollen Beitrag zu meiner täglichen Nährstoffversorgung.

Vollkornbrot: Nichts geht über ein frisches Brot, findest du nicht? Sowohl zum Frühstück, ganz klassisch zum Abendbrot oder für unterwegs – es passt eigentlich zu jeder Mahlzeit und gehört damit definitiv zu meinen Basics, auf die wir zu Hause immer zurückgreifen können. Am gesündesten und nährstoffreichsten ist selbst gebackenes Brot aus frisch gemahlenem Getreide. Der Nachteil beim Selbstbacken von Sauerteigbrot: Man muss ungefähr eineinhalb Tage einplanen. Wenn man spontan seinen Hunger auf frisch gebackenes Brot stillen möchte, bleibt also nur der Gang zum Bäcker. Wenn du dich jedoch mal an ein Roggenvollkornbrot aus Sauerteig heranwagen möchtest, habe ich hier ein einfaches Rezept für dich.

Roggenvollkornbrot

Du brauchst:

Für Schritt 1

10 g Sauerteigansatz (den kann man für das erste Mal fertig kaufen)
80 g Roggenvollkornmehl
100 ml Wasser
1 Glas mit 500 ml Fassungsvermögen

So geht's:

Gib alle Zutaten ins Glas und verrühre sie gut miteinander. Schraube den Deckel nicht ganz zu und stelle es an einen warmen Ort. Dort lässt du die Bakterien für 8–10 Stunden arbeiten, bis sich der Vorteig verdoppelt hat.

Für Schritt 2

650 g Roggenvollkornmehl
550 ml Wasser
120 g Vorteig
2 TL Salz
120 g gemischte Saaten (Kürbiskerne, Sonnenblumenkerne, Leinsamen o. Ä.)

So geht's:

1. Gib am Abend, bevor gebacken wird, alle Zutaten bis auf die Saaten in eine Rührschüssel und verrühre sie zu einem glatten Teig.
2. Decke den Teig mit einem Tuch ab und lasse ihn über Nacht bei Zimmertemperatur stehen.
3. Mische den Teig am nächsten Tag mit den Körnern und fülle ihn in eine gefettete Kastenform (26–30 cm).
4. Lass den Teig erneut 2–5 Stunden gehen, bis sich Risse auf der Oberfläche gebildet haben.
5. Heize den Ofen nun auf 200 Grad Umluft vor und schiebe ein Gitter sowie ein tiefes Backblech in den Ofen.

6. Sind die 200 Grad erreicht, stellst du das Brot auf das Gitter und schüttest eine große Tasse Wasser auf das tiefe Backblech.
7. Schließe die Backofentür schnell, damit nicht zu viel Wasserdampf entweicht. Denn den brauchen wir, damit das Brot schön knusprig wird.
8. Reduziere die Temperatur auf 170 Grad und backe das Brot 90 Minuten. Du merkst, dass es durchgebacken ist, wenn es sich hohl anhört, wenn du daraufklopfst.

Lass es dir schmecken!

PSEUDOGETREIDE: Amaranth, Quinoa und Buchweizen sehen zwar aus wie Getreide und haben ähnliche Eigenschaften, jedoch gehören sie zu einer anderen Pflanzenfamilie und nicht wie Weizen, Hafer und Roggen zur Familie der Süßgräser. Sie haben gegenüber den Getreidesorten aus der Familie der Süßgräser einen entscheidenden Vorteil: Sie enthalten kein Gluten und sind damit auch für Menschen geeignet, die an Zöliakie – also einer Glutenunverträglichkeit – leiden. Pseudogetreide sollte übrigens nicht für Säuglinge oder Kleinkinder verwendet werden, da es beispielsweise Gerbstoffe enthält, die die Aufnahme von Vitaminen und Mineralstoffen hemmen können.

Amaranth: Das Fuchsschwanzgewächs ist eine alte Kulturpflanze der Inka und Azteken. Die Körner haben einen nussigen Geschmack und sind reich an Eiweiß, Magnesium und Eisen. Amaranth ist zudem eine wunderbare Kalziumquelle und enthält mit 215 Milligramm Kalzium pro 100 Gramm sogar deutlich mehr des Nährstoffs als Kuhmilch, die bei 120 Milligramm pro 100 Gramm liegt. Ich esse Amaranth am liebsten in gepuffter Form über meinem Müsli, man kann ihn jedoch auch kochen und als Beilage essen. Auch backen kann man mit Amaranthmehl, allerdings eignet es sich aufgrund seiner schlechten Backeigenschaften eher für Fladenbrot und Pfannkuchen. Du erhältst Amaranth in gut sortierten Supermärkten, in den Lebensmittelabteilungen von Drogeriemärkten und natürlich in Bioläden und Reformhäusern.

Quinoa: Quinoa stammt ebenso wie Amaranth aus Südamerika und stand bereits bei den Inka auf dem Speiseplan. Die Quinoapflanze gehört zu den Gänsefußgewächsen und liebt warme Regionen, allerdings arbeiten Züchter an Sorten, die sich auch in kühleren Gebieten wohlfühlen. Auch Quinoa ist sehr reich an Eiweiß und enthält alle unentbehrlichen Aminosäuren (zur Erinnerung: Die unentbehrlichen Aminosäuren müssen mit der Nahrung zugeführt werden, weil unser Körper nicht in der Lage ist, sie selbst herzustellen). Zudem enthält Quinoa hohe Mengen an Kalium, Magnesium und Eisen. Letzteres ist gut löslich und kann damit gut vom Körper aufgenommen werden. Das macht das Pseudogetreide zu einer hervorragenden Eisenquelle.

Da Quinoa sogenannte Saponine enthält, sollten die Körner vor dem Verzehr gründlich gewaschen werden. In meiner Küche kommt Quinoa regelmäßig zum Einsatz. Es passt perfekt zu Gemüsepfannen aller Art und ist aufgrund seiner leicht knackigen Konsistenz bei uns sehr beliebt. Im Handel erhältst du eine helle Sorte und eine dunkle oder bunte Sorte. Ich empfehle dir, zu der dunkleren Sorte zu greifen, denn sie ist besonders reich an Antioxidantien.

Buchweizen: Buchweizen gehört zur Familie der Knöterichgewächse, und seine Form erinnert an Bucheckern im Miniaturformat. Das Pseudogetreide enthält viele wertvolle Nährstoffe. So ist es besonders reich an Eiweiß, Eisen, Zink und Magnesium. Ein regelmäßiger Verzehr kann darüber hinaus Bluthochdruck und Arteriosklerose vorbeugen. Du kannst die Körner entweder wie Reis als Beilage servieren oder eine Grütze daraus kochen. Aus dem Mehl lassen sich Klöße, Suppen, Brei und Pfannkuchen zubereiten. Der Geschmack von Buchweizen ist recht herb, und in einer Müslimischung schmeckt man ihn sofort heraus. Buchweizenpfannkuchen sind übrigens ein typisch französisches Gericht, das traditionell in der Bretagne gegessen wird.

In der 9. Klasse nahm ich an einem Schüleraustausch in die bretonische Kleinstadt Fougères teil. Meine Gastfamilie lud mich an einem der Abende in ein traditionelles Restaurant ein, und dort gab es *Galette Bretonne*. Die herzhaften Pfannkuchen aus Buchweizenmehl werden traditionellerweise mit Spiegelei, Käse und Gemüse belegt. Mir gefällt mittlerweile ein Belag aus knusprig gebratenem Räuchertofu, Champignons, geschmorten Tomaten und etwas veganem Reibekäse deutlich besser. Wenn du auch einmal in den Genuss dieser besonderen und überaus gesunden Pfannkuchen kommen möchtest, probiere es mal nach diesem Rezept. Übrigens sind die *Galettes* sogar im Original vegan.

Galettes

Du brauchst für das Grundrezept:
300 g Buchweizenmehl
600 ml Wasser
1 TL Salz

So geht's:

1. Gib das Buchweizenmehl mit dem Salz und 400 ml Wasser in eine Schüssel und schlage es mit dem Mixer 5 bis 10 Minuten auf. Gib dann schrittweise die restlichen 200 ml Wasser hinzu.
2. Nun kommt der Teig abgedeckt für 24 Stunden in den Kühlschrank.
3. Nach 24 Stunden nimmst du den Teig heraus und gibst noch mal 2 EL Wasser hinzu.
4. Jetzt geht's ans Backen. Dazu erhitzt du neutrales Öl in einer Pfanne. Die Pfanne muss richtig heiß sein.
5. Nun gibst du eine Kelle Teig in die heiße Pfanne und schwenkst sie ein wenig, sodass sich der Teig gut verteilt.

6. Mit deinem Pfannenwender drückst du ein Quadrat in den Teig und garnierst das Quadrat mit deiner Füllung. Ich empfehle veganen Reibekäse, denn der wird auf der Galette wunderbar schmelzen.
7. Die vier Seiten werden nun nach innen geklappt, und die Hitze wird etwas reduziert, damit der Teig nicht anbrennt. Jetzt musst du nur noch warten, bis der Käse geschmolzen ist.

Lass es dir schmecken!

Nüsse

Nüsse enthalten zwar sehr viel Fett, doch deswegen solltest du sie unter keinen Umständen meiden. Denn neben dem Fett – was im Übrigen sehr gesund ist, da es sich überwiegend um ungesättigte Fettsäuren handelt – enthalten die kleinen Power-Pakete unheimlich viele Nährstoffe. Sie liefern uns zusätzlich zu den gesunden Fetten zum Beispiel Eiweiß, Eisen und Zink. Walnüsse enthalten dabei ganz besonders viel von der Omega-3-Fettsäure ALA. Nüsse und Kerne sollten daher täglich auf deinem Speiseplan stehen. Sie eignen sich als Snack für zwischendurch, aber du kannst sie auch in dein Müsli, ins Porridge oder in einen herzhaften Salat geben.

Mein absoluter Favorit sind Nussmuse. Als ich mich noch nicht vegan ernährte, brachte mir meine Mutter einmal ein Glas Mandelmus mit. Ich erwartete einen süßen Brotaufstrich und war von dem Geschmack nicht besonders angetan. Das lag allerdings nicht daran, dass Mandelmus nicht schmeckt – ich hatte einfach eine andere Erwartung und wusste damals noch nicht, wie ich Nussmuse in der Küche verarbeiten kann. Am liebsten mag ich es heute über meinem Standardfrühstück: Sojajoghurt mit Müsli und Obstsalat. Auch im Smoothie oder Porridge ist es eine wahre Geschmacksexplosion. Denn wenn es erwärmt wird, bekommt es eine dickflüssige Konsistenz und schmeckt einfach himmlisch.

Die Sorten sind dabei überaus vielfältig. Da gibt es braunes und weißes Mandelmus (das braune hat einen höheren Ballaststoffgehalt, weil die braune Mandelhaut mitverarbeitet wird), Cashewmus, Haselnussmus und viele weitere Varianten. Beinahe ebenso viele, wie es Nusssorten gibt.

Du kannst Nussmus sogar als veganen Käseersatz zum Überbacken verwenden. Hierfür eignet sich Cashewmus ganz besonders gut.

Samen

Hinter den nährstoffreichen Nüssen reihen sich die nicht minder gesunden Samen ein. Auch sie gehören zu den Basics, die täglich auf deinem Speiseplan stehen sollten. Hierzu gehören beispielsweise Leinsamen, Chiasamen, Kürbiskerne, Sonnenblumenkerne, Sesam und Hanfsamen. Leinsamen sind in der geschroteten Form zu bevorzugen, denn nur so können die wertvollen Nährstoffe ideal von unserem Körper aufgenommen werden. Ich gebe täglich ein bis zwei Esslöffel in mein Frühstück. Wenn du die Samen miteinander kombinieren möchtest, kannst du dir auch eine eigene Mischung anfertigen. Dafür zerkleinerst du einfach die Samen deiner Wahl in einem Hochleistungsmixer und füllst sie in ein Schraubglas. Damit der Mix nicht so schnell ranzig wird, lagerst du es am besten im Kühlschrank. Auch von einigen Samen gibt es das entsprechende Mus, das du zum Verfeinern deines Müslis, Porridges oder Smoothies verwenden kannst. So ist Sesammus, auch Tahin genannt, eine echte Kalziumbombe. Ganze 975 Milligramm Kalzium sind in 100 Gramm Sesammus, aber auch den unverarbeiteten Samen enthalten. Damit haben die unscheinbaren Körnchen mehr als achtmal so viel Kalzium wie Kuhmilch vorzuweisen. Klar, man isst deutlich weniger davon, aber mit einem Salatdressing aus Tahin oder einer Portion Hummus, in dem klassischerweise auch Sesammus enthalten ist, kannst du einen wichtigen Beitrag zur Deckung deines täglichen Kalziumbedarfs leisten.

Ersatz für Altbekanntes finden

Bestimmt kennt ihr alle das Sprichwort: »Der Mensch ist ein Gewohnheitstier.« Wenn man sich vegan ernähren möchte, steht man vor einer imaginären Hürde, die für viele von uns nur schwer überwindbar scheint. Gefühlt kann man nichts mehr so kochen und backen wie vorher, und alles schmeckt irgendwie anders. Zumindest ging es mir bei meiner Ernährungsumstellung so. Als ich an diesem Punkt stand, wurde mir erst bewusst, welch hohen Stellenwert Essen in meinem Leben hat. Denn beim Essen geht es nicht nur um die reine Nahrungsaufnahme, es ist darüber hinaus auch ein emotionales und soziales Thema.

Meine Eltern, mein Bruder und seine Freundin waren die Ersten in der Familie, die auf Fleisch verzichteten. Ich erinnere mich noch gut daran, dass mein Mann und ich uns einig waren, dass sie übertreiben. Ist das nicht verrückt? Da ahnten wir noch nicht, dass wir uns wenige Monate später zu einer noch größeren Veränderung entschließen würden. Für mich war es zu diesem Zeitpunkt jedoch noch undenkbar, auch nur auf Fleisch zu verzichten. Weihnachten stand doch vor der Tür. Was sollte dann aus unserem traditionellen Weihnachtsessen – ein mediterranes Gulasch mit wirklich viel Fleisch – werden? Und was war mit dem alljährlichen Gänse-Essen bei meinen Großeltern? Gerade zu diesen Feierlichkeiten verknüpfte ich ein bestimmtes Gericht mit Emotionen und Erinnerungen. Das ging sogar so weit, dass ich meine vegetarische Mutter dazu überredete, an Weihnachten trotzdem unser Traditionsessen zu kochen, selbstverständlich mit Fleisch – und sie tat mir tatsächlich diesen Gefallen. Vielleicht geht es dir so ähnlich wie mir damals, mit einem Gefühl von Wehmut bei dem Gedanken daran, dass man so manches Gericht nie wieder essen wird.

Es gibt jedoch eine sehr gute Nachricht: Mittlerweile gibt es für fast jedes tierische Produkt ein veganes Pendant. Und das Beste daran ist, dass man dazu gar nicht immer auf hochverarbeitete Ersatzprodukte zurückgreifen muss. Inzwischen werden viele Alternativen angeboten, die gar nicht oder nur gering verarbeitet wurden. Andere Produkte wiederum sind zwar hochverarbeitet, doch wenn sie nur ab und zu mal in unseren Töpfen und Pfannen landen, finde ich das nicht besonders kritisch. Und wenn es dir die Umstellung erleichtert, umso besser!

Für welche tierischen Produkte brauchen wir dringend Ersatz, um altbekannte Geschmäcker nicht allzu schmerzlich zu vermissen? Ich möchte sie in drei Kategorien aufteilen. Zum einen ist das **Fleisch** in jeglichen Varianten. Da sprechen wir von Hackfleisch, Speck, Schnitzel oder Wurst. Beim **Käse** sind es Frischkäse, Käse als Brotbelag oder einfach pur zum Genuss. Ganz besonders groß ist meiner Erfahrung nach die Sorge, dass man auf den Geschmack von Käse in überbackener Form verzichten müsste. Wem läuft nicht beim Gedanken an geschmolzenen, Fäden ziehenden Käse das Wasser im Mund zusammen? Mir nach wie vor, da bin ich ehrlich. Trotzdem macht es mir überhaupt nichts aus, darauf zu verzichten. Auch andere Milchprodukte wie Milch, Joghurt, Sahne oder Schmand kommen in der mischköstlichen Küche häufig zum Einsatz und wollen ersetzt werden, ebenso wie Eier zum Kochen und Backen. Und was ist mit **Fisch**? Ich habe zwar nie zu den leidenschaftlichen Fischessern gehört, aber viele lieben den Geschmack von Fisch und Meeresfrüchten.

Das klingt zunächst wirklich nach einer großen Menge an Lebensmitteln, die für Veganer:innen wegfallen. Also nehmen wir die einzelnen Kategorien einmal genauer unter die Lupe und bringen ein wenig Licht ins Dunkel. Dabei kann ich dir schon jetzt verraten, dass du geschmacklich auf rein gar nichts verzichten musst.

Fleischersatz

Den Fleischgeschmack mit pflanzlichen Lebensmitteln zu imitieren, ist gar nicht schwer. Denn sind wir mal ehrlich: Ungewürztes Fleisch schmeckt weder besonders intensiv noch besonders gut. Der Schlüssel ist neben der richtigen Zubereitungsart, wie wir würzen. Ich bin ein großer Fan von Sojagranulat. Damit ersetze ich Hackfleisch in Soßen und Suppen. Die trockenen Krümel bestehen einzig und allein aus Sojamehl und zeichnen sich durch einen sehr hohen Eiweißgehalt von über 50 Gramm pro 100 Gramm aus. Entweder gibt man es trocken in die Soße oder Suppe oder kocht es vorher in etwas Brühe. Dann kann man es anschließend kräftig anbraten. Es gibt nicht nur das feine Sojagranulat, sondern auch gröbere Schnetzel, Medaillons oder Steaks.

Mittlerweile sind auch Produkte auf Basis von Erbsen- oder Sonnenblumenprotein erhältlich. Die Art der Zubereitung unterscheidet sich bei den verschiedenen Varianten nicht. Letzten Endes entscheidet dein Geschmack. Auch rote Linsen kommen in der veganen Küche häufig als Hackfleischersatz zum Einsatz. Sie sind wertvolle Nährstofflieferanten und reich an Eiweiß und Eisen. Allerdings haben sie den typischen Linseneigenschmack und auch eine andere Konsistenz als Hackfleisch. Wenn du auf die Konsistenz Wert legst, bist du mit Sojagranulat oder Sonnenblumenhack besser beraten.

Um Abwechslung in die Küche zu bringen, sind rote Linsen in jedem Fall eine tolle Sache. Bei der Zubereitung von Burger-Patties oder einem veganen Hackbraten greife ich gerne auf schwarze Bohnen aus der Konserve zurück. Mit Leinsamen, Haferflocken, Nüssen und verschiedenen Gewürzen gemischt, ergeben sie köstliche Bratlinge. Sie schmecken zwar nicht nach Rindfleisch, sind aber eine schmackhafte und überaus gesunde Alternative.

Wer das Aroma von geräuchertem Speck in Bratkartoffeln oder deftigen Eintöpfen liebt, findet in der veganen Küche zum Beispiel Räuchertofu. Brät man ihn knusprig an, so hat man tollen veganen Speck.

Wenn es nur um den rauchigen Geschmack geht, kann man auf sogenanntes *Liquid smoke* – flüssiger Rauch – zurückgreifen. Ein paar Tropfen genügen, und die Speisen bekommen ein Aroma, das an Omas Küche erinnert. An dieser Stelle verrate ich dir meinen Lieblingstrick, wie du aus nur zwei Zutaten einen unglaublich leckeren und aromatischen Bacon herstellen kannst. Du benötigst lediglich Räuchertofu, den du in hauchdünne Scheiben schneidest. Dann brätst du ihn in reichlich Öl richtig knusprig an und gibst ein paar Tropfen Liquid smoke darüber. Fertig ist der vegane Räucherspeck. Probier es unbedingt mal aus.

Aus Seitan kann man Schnitzel, Rouladen oder Geschnetzeltes herstellen. Seitan ist reines Weizengluten – also nichts für Menschen mit Zöliakie oder empfindlichem Darm. Da es recht neutral im Geschmack ist, lässt es sich gut würzen und hat darüber hinaus eine faserige Konsistenz. Im Handel ist es entweder schon fertig zubereitet oder in Pulverform erhältlich. Der Vorteil des Pulvers: Du kannst es nach Herzenslust selbst würzen und verfeinern. Ich mische beispielsweise gerne noch etwas Tomatenmark für die Farbe und pürierte Kichererbsen unter. So hat man gleich wieder zwei Eiweißquellen miteinander kombiniert. Das verbessert, wie du weißt, die biologische Wertigkeit.

Für viele verarbeitete Wurst- und Fleischwaren gibt es mittlerweile sogenannte Ersatzprodukte, die geschmacklich oft erstaunlich nah an das Original herankommen. So bleiben kulinarisch keine Wünsche mehr offen.

FLEISCHALTERNATIVEN IM ÜBERBLICK:

Hackfleisch: Sojagranulat, Sonnenblumenhack, rote Linsen, veganes Ersatzprodukt

Geschnetzeltes: Soja- oder Erbsenproteinschnetzel, Seitan

Burger-Patties: Selbst gemacht aus Bohnen, veganes Ersatzprodukt für authentischen Fleischgeschmack
Speck: Knusprig gebratener Räuchertofu, Rauchsalz, Liquid smoke
Schnitzel, Rouladen: Soja-Steaks, Seitan, veganes Ersatzprodukt
Wurst, Aufschnitt: veganes Ersatzprodukt

Käseersatz

Der Verzicht auf Käse ist bei vielen Menschen ein großes Thema. Warum das so ist, hast du bereits im Kapitel »Die Kluft zwischen Theorie und Praxis überwinden« erfahren. Auch ich bin nach wie vor ein großer Käseliebhaber und muss zum Glück nicht auf den würzigen Geschmack verzichten. Ein sehr einfaches Nahrungsmittel, das ein »käsiges« Aroma in deine Gerichte zaubert, sind die bereits genannten Hefeflocken. Nein, ich spreche nicht von Trockenhefe, sondern von einem Gewürz, das aus Hefe besteht. Als ich während meines Studiums im Bioladen gearbeitet und die Produkte mit Preisetiketten versehen habe, hielt ich das ein oder andere Mal eine Dose der würzigen Flocken in den Händen. Damals konnte ich nicht das Geringste damit anfangen, ganz im Gegensatz zu heute. In meiner Küche kommen die Flocken sehr regelmäßig zum Einsatz – beispielsweise zur Herstellung von veganem Parmesan oder meinem Käseersatz zum Überbacken. Falls du dich mit den Käsealternativen zum Überbacken aus dem Supermarkt noch nicht so recht anfreunden konntest, solltest du dieses Rezept unbedingt einmal ausprobieren. Es schmeckt zwar nicht wie Käse, aber wunderbar würzig und hat bislang sogar die Käseliebhaber unter meinen Gästen begeistern können.

Als ich mich noch nicht vegan ernährte, war Käse ein gern gewählter Brotbelag. Heute bediene ich mich lieber an der nahezu unendlichen Vielfalt an pflanzlichen Brotaufstrichen. Da ist für jeden Geschmack etwas dabei, und Langeweile kommt nicht auf. Frischkäse bereite ich gerne aus Cashewkernen zu. Sie werden über Nacht eingeweicht und mit etwas Salz und Wasser püriert. Damit sich der säuerliche Geschmack entwickeln kann, gebe ich eine Bakterienkultur hinzu, die einen Fermentationsprozess in Gang setzt. Mit ein paar frischen Kräutern vermischt, schmeckt er mir sogar noch besser als der bekannte Frischkäse aus Kuhmilch.

Aus Cashewkernen lässt sich übrigens nicht nur Frischkäse, sondern auch Camembert herstellen. Man kann ihn, wenn man geduldig ist, selbst zubereiten oder aber fertig kaufen. Er ist zwar nicht gerade günstig, aber ich gönne ihn mir gerne für besondere Anlässe. Die verarbeiteten Ersatzprodukte im Supermarkt bieten mittlerweile eine große Palette veganer Käsesorten. Gerade was veganen Feta oder auch Mozzarella angeht, gibt es inzwischen sehr authentisch schmeckende Alternativen.

Auch wenn aktuell nichts dabei ist, was dir schmeckt, so lohnt es sich, dem veganen Käse in regelmäßigen Abständen eine Chance zu geben. Ich erinnere mich noch gut, dass mir der vegane Käse zu Beginn überhaupt nicht geschmeckt hat. Deswegen habe ich zunächst lieber ganz darauf verzichtet. Nach einigen Monaten gab ich dem Ganzen noch eine Chance – und siehe da, plötzlich schmeckte es. Ich weiß nicht, ob die Rezeptur verbessert wurde oder ob sich mein Geschmackssinn verändert hat und vom »echten Käse« entwöhnt ist. Aber das ist auch völlig unwichtig, denn fest steht, dass ich nun mit den veganen Alternativen sehr glücklich bin. Es lohnt sich auf jeden Fall, sich nicht durch ein einziges negatives Geschmackserlebnis vom veganen Käse abbringen zu lassen. Denn sonst verpasst du vielleicht die Chance darauf, einen wirklich leckeren zu finden.

Käseersatz zum Überbacken:

Du brauchst:

3 gehäufte EL Cashewmus
2 EL Hefeflocken
1 gehäufter TL mittelscharfer Senf
1 Spritzer Zitronensaft
100 ml lauwarmes Wasser
Salz

So geht's:

Gib alle Zutaten in eine Schüssel und verrühre sie miteinander, bis eine zähflüssige Textur entsteht.
Diese vegane Alternative eignet sich zum Überbacken sämtlicher Aufläufe, auf Pizza oder als Burgersoße.

KÄSEALTERNATIVEN IM ÜBERBLICK:
Hefeflocken: Sie bringen ein käsiges Aroma in Suppen oder Soßen.
Parmesan: Mischung aus zerkleinerten Cashewkernen, Hefeflocken, Knoblauchpulver und Salz
Frischkäse: Ersatzprodukte auf Mandel-, Kokos- oder Haferbasis, aus Cashewkernen und Bakterienkulturen selbst herstellen.

Milchersatz

Pflanzendrinks sind schon lange kein Lebensmittel mehr, das nur von Veganer:innen konsumiert wird. In einer Umfrage vom Juli 2021 gaben 27 Prozent der Befragten an, innerhalb der letzten drei Monate

Hafermilch getrunken zu haben.[63] Eine großartige Entwicklung, wie ich finde. Bei den Pflanzendrinks unterscheidet man drei große Kategorien: die, die aus Getreide hergestellt werden, die, die aus Hülsenfrüchten hergestellt werden, und die, die aus Nüssen hergestellt werden. Nun ist das Angebot an Pflanzendrinks mittlerweile sehr umfangreich. Da kommt es schon mal vor, dass man den Wald vor lauter Bäumen nicht sieht. Doch wir bringen nun ein wenig Licht ins Dunkel, sodass du einen Überblick über die verschiedenen Milchalternativen bekommst.

Beginnen wir mit der Hafermilch, die als beliebteste Sorte unter den Pflanzendrinks gilt. Sie schmeckt süßlich und getreidig und eignet sich für den Kaffee, zum Backen oder für Müsli und Porridge. Aufschäumen lässt sie sich jedoch nur in der Barista-Variante, in der zusätzliches Fett enthalten ist. Pflanzendrinks aus Getreide schmecken auch ohne zugesetzten Zucker oft ein wenig süß. Das liegt daran, dass bei der Herstellung Enzyme hinzugefügt werden, die die Stärke in Zucker aufspalten. Wie viel Zucker das jeweilige Getränk enthält, kannst du der Nährwerttabelle entnehmen, die auf den Produkten aufgedruckt ist. Hafermilch hat eine sehr gute Ökobilanz und ist ein regionales Produkt, ebenso wie beispielsweise Produkte aus Dinkel.

Auch Reisdrinks findet man häufig in den Supermärkten. Sie sind ebenfalls süß, allerdings sehr wässrig. Der Reis stammt entweder aus Europa oder Asien. Nach ökologischen Gesichtspunkten ist der Reisdrink eine nicht so gute Wahl. Für den Reisanbau werden große Mengen Wasser benötigt. Außerdem entsteht beim Nassreisanbau Methan, das 21-mal klimawirksamer ist als Kohlenstoffdioxid. Wenn du also den süßlichen Geschmack eines Pflanzendrinks aus Getreide bevorzugst, greife idealerweise zu Produkten, die aus heimischen Getreidearten hergestellt wurden.

Mein persönlicher Favorit unter den Pflanzendrinks ist die Sojamilch. Sie ist vielseitig einsetzbar und für mich der ideale Ersatz für

Kuhmilch. Insbesondere zum Kochen von herzhaften Gerichten eignet sie sich hervorragend. Du solltest allerdings darauf achten, zu einer ungesüßten Variante zu greifen. Oftmals ist Zucker zugesetzt, was sowohl aus gesundheitlichen als auch aus geschmacklichen Gesichtspunkten überflüssig ist. Sie hat allerdings einen leicht nussigen Eigengeschmack, den einige Menschen als störend empfinden. Sojamilch punktet übrigens mit einem Eiweißgehalt, der mit etwa 3 Prozent mit dem von Kuhmilch vergleichbar ist. Hier sind die Barista-Drinks eher PR, denn Sojadrinks lassen sich grundsätzlich sehr gut aufschäumen. Die Sojabohnen stammen meistens aus Europa oder Kanada, sodass kein tropischer Regenwald für den veganen Milchgenuss gerodet werden muss.

Eine weitere sehr beliebte Milchalternative aus Hülsenfrüchten ist die immer populärer werdende Erbsenmilch. Auch sie weist einen hohen Eiweißgehalt auf. Neben Sojabohnen und Erbsen werden auch andere Hülsenfrüchte, wie beispielsweise Lupinen, für die Herstellung von Pflanzendrinks verwendet. Die Lupine ist eine heimische Hülsenfrucht, die sich immer größerer Beliebtheit erfreut. Und das zu Recht. So haben Lupinen eine sehr gute Ökobilanz und enthalten zudem eine Vielzahl wichtiger Nährstoffe. Wenn ich an die zahlreichen Schweden-Urlaube in meiner Kindheit und Jugend zurückdenke, erinnere ich mich an die üppige Blütenpracht der Lupinen, die in allen Rosa- und Lilatönen strahlten. Die Lupinen wucherten geradezu an den Straßenrändern der Autobahnen. Dass es sich nicht nur um eine schöne Blume, sondern darüber hinaus um eine essbare Hülsenfrucht handelt, wusste ich zu dem Zeitpunkt noch nicht. Die Pflanzen breiten sich in Schweden wie Unkraut aus, was doch der beste Beweis dafür ist, dass sie auch mit kühleren Temperaturen sehr gut zurechtkommen.

Kommen wir nun zu den Pflanzendrinks, die aus Nüssen oder Samen hergestellt werden. Zu den geläufigsten Sorten gehören Mandel, Cashew und Kokos. Mandelmilch eignet sich besonders gut zum

Backen, schmeckt aber auch im Müsli oder Porridge. Sie steht jedoch ein wenig in der Kritik, weil der Mandelanbau sehr viel Wasser benötigt. Besonders in den USA ist Mandelmilch offenbar sehr beliebt. Dort werden die Mandeln auf riesigen Plantagen angebaut. Damit die Blüten ausreichend bestäubt werden, werden die Bienenvölker von Plantage zu Plantage transportiert. Die Tiere leiden nicht nur unter dem Stress, der durch die Transporte entsteht, sondern auch durch die eingesetzten Pestizide. Wenn wir uns sowohl tier- als auch umweltfreundlicher ernähren möchten, gibt es bessere Pflanzendrinks als Mandelmilch. Dennoch möchte ich an dieser Stelle betonen, dass Mandelmilch trotz ihres schlechten Rufs auch unter ökologischen Gesichtspunkten immer noch eine bessere Wahl ist als Kuhmilch.

Cashewmilch hat keinen besonderen Eigengeschmack und kann so ziemlich überall in der Küche zum Einsatz kommen. Da sie sehr cremig ist und sich gut aufschäumen lässt, eignet sie sich besonders gut für den Kaffee. Im Gegensatz zu den Milchalternativen aus Getreide punkten Mandel- und Cashewmilch durch einen höheren Nährstoff- und Eiweißgehalt.

Der dritte Pflanzendrink aus Nüssen, den du häufig im Supermarkt finden wirst, ist der Kokosdrink. Er hat einen sehr starken Eigengeschmack und ist etwas für echte Kokosliebhaber. Ich nutze ihn sehr gerne für kalte Milchshakes im Sommer, ansonsten kommt er bei mir aber nicht zum Einsatz. Kokosnüsse stammen aus den Tropen und haben einen langen Transportweg hinter sich. In den meisten Fällen werden sie von Hand geerntet, jedoch nicht nur von Menschen, die mehr oder weniger gut gesichert auf die Palmen klettern, sondern auch von gewaltsam dressierten Affen. So berichtete die Tierschutzorganisation PETA, dass die Affen von ihren Artgenossen getrennt und misshandelt werden. Berichten zufolge werden sie ihren Müttern bereits als Babys entrissen und in Affenschulen »trainiert«. Insbesondere in der thailändischen Kokosnussindustrie kommen Affen zum Ernten der Nüsse zum Einsatz und fristen ein trauriges Leben in

Ketten. Versuchen sich die unschuldigen Tiere zu wehren, werden ihnen Augenzeugen zufolge sogar die Reißzähne gezogen. Ernten sie gerade keine Kokosnüsse, werden sie an vermüllten Plätzen angebunden und dürfen sich nicht frei bewegen, geschweige denn mit ihren Artgenossen interagieren. Kein Wunder, dass die Affen irgendwann den Verstand verlieren und nur noch monoton im Kreis laufen. In anderen Ländern, wie Brasilien, Kolumbien oder Hawaii, werden die Kokosnüsse entweder maschinell oder von Menschen geerntet. Wie kannst du nun sicherstellen, dass du Kokosmilch ohne Affenleid kaufst? Die Supermarktketten tegut, REWE, Lidl und Familia haben PETA schriftlich zugesichert, dass sie Kokosmilch ausschließlich von Herstellern beziehen, bei denen keine Affen zur Kokosnussernte eingesetzt werden.

Als ich meine Ernährung umgestellt habe, habe ich einen Ersatz gesucht, der nach Kuhmilch schmeckt. Das hat dazu geführt, dass mir zu Beginn viele Pflanzendrinks nicht schmeckten, und so erging es auch meinem Mann. Er trinkt seinen Kaffee schwarz, seit wir uns vegan ernähren. Einen Ersatz, der das Altbekannte eins zu eins kopieren kann, werden wir vermutlich nicht finden. Doch vielleicht findest du, genau wie ich, eine Alternative, die dir schmeckt. Meine Favoriten sind Hafermilch und Sojamilch. Für den Kaffee wechsele ich beide ab, für süße Speisen verwende ich Hafermilch und für herzhafte Soßen Sojamilch.

Wie bereits vorher erwähnt, hat der Europäische Gerichtshof am 29. April 2021 entschieden, dass Bio-Pflanzendrinks nicht mehr mit Kalzium angereichert werden dürfen. Da ich meine Lieblingssorten nun nicht mehr kaufen konnte, musste ich mich wieder auf die Suche nach einer Alternative begeben. Ich probierte unzählige Pflanzendrinks aus und stellte fest, dass einige im Kaffee flockten. Kein Drama, aber der Kaffee schmeckte mir nicht mehr so gut wie sonst. Ich fand schließlich heraus, dass die Säure im Kaffee für den weniger schönen

Anblick sorgen kann. Es ist ein sehr individuelles Zusammenspiel aus Kaffeesorte und Pflanzendrink, und letzten Endes hilft es nur, sich durchzuprobieren. Besonders die Barista-Varianten neigen weniger dazu. Glücklicherweise habe ich einen Pflanzendrink gefunden, mit dem der Kaffee wieder schmeckt. Wegen des zugesetzten Kalziums leider nicht in Bioqualität. Wenn du besonders großen Wert auf einen Bio-Pflanzendrink legst, solltest du sicherstellen, dass du dir andere Quellen zur Deckung deines Kalziumbedarfs suchst.

MILCHALTERNATIVEN IM ÜBERBLICK:

Hafermilch: Getreidiger Geschmack, eignet sich gut für den Kaffee, im Müsli oder Porridge und zum Backen

Reismilch: Süßer Geschmack, eher wässrig, eignet sich zum Backen oder für Porridge

Soja-, Lupinen- und Erbsenmilch: Nussiger Geschmack, solider Eiweißgehalt, gut geeignet für den Kaffee, Porridge, zum Backen und Kochen

Mandelmilch: Leicht süßlicher Geschmack, eignet sich gut für den Kaffee, Porridge oder zum Backen, auf europäische Herkunft achten

Cashewmilch: Vollmundiger Geschmack, lässt sich gut aufschäumen und ist daher gut für den Kaffee geeignet, auch zum Kochen eine gute Milchalternative

Kokosmilch: Starker Eigengeschmack, für Porridge oder Currys geeignet, darauf achten, dass sie nicht aus Thailand stammt

Wie ersetze ich andere Molkereiprodukte?

Sowohl in der herzhaften als auch in der süßen Küche kommen in einer mischköstlichen Ernährung regelmäßig Milchprodukte zum Einsatz. Um diese zu ersetzen, hast du eine große Auswahl an mehr oder weniger verarbeiteten Produkten. Die gering verarbeiteten Alternativen – die du meist an einer kurzen Zutatenliste erkennst – enthalten in der Regel mehr Nährstoffe und sind dementsprechend gesünder. Einige Ersatzprodukte kannst du sogar einfach selbst herstellen. Da wäre zum Beispiel Kochsahne. In pflanzlicher Form ist sie auf Hafer- oder Sojabasis erhältlich. Nicht grundsätzlich ungesund, aber diese Alternativen enthalten meistens eine Reihe an Zutaten wie beispielsweise Verdickungsmittel. Ich bevorzuge deshalb eine selbst gemachte Variante aus Cashewmus. Das Schöne daran: Es ist noch nicht mal mit Aufwand verbunden, denn man gibt einfach einen Esslöffel Nussmus in Wasser und löst es darin auf. Gerade für sämige Soßen ist diese Mischung perfekt, denn es schmeckt nicht nur sehr vollmundig, sondern wird beim Köcheln dickflüssig und macht Soßenbinder oder Mehlschwitzen dadurch überflüssig. Außerdem sind im Cashewmus viele gesunde Inhaltsstoffe wie beispielsweise Eisen, Kalzium und ungesättigte Fettsäuren enthalten.

Sahne zum Aufschlagen findest du in veganer Variante im Supermarkt. Auch hier gibt es die Möglichkeit, sie selbst herzustellen. Dafür benötigst du lediglich eine Dose Kokosmilch. Lässt du sie für ein paar Stunden im Kühlschrank stehen, wird sich in der oberen Hälfte der Dose eine feste Schicht bilden. Die kannst du prima mit deinem Handrührgerät aufschlagen und als pflanzliche Schlagsahne verwenden. Die Kokosnote schmeckt man zwar raus, aber für alle, die verarbeitete Produkte vermeiden möchten, ist es eine sehr gute Alternative.

Um Crème fraîche oder Sauerrahm zu ersetzen, nutze ich gerne Fertigprodukte, die sich sowohl im Geschmack als auch in der Handhabung nicht vom tierischen Original unterscheiden. Auch Joghurt und Quark kann man in pflanzlichen Varianten erwerben. Sie sind meistens aus Sojabohnen, Mandeln, Kokos oder Lupinen hergestellt. Hier empfehle ich, wie auch schon bei den Pflanzendrinks, auf ein Produkt zurückzugreifen, das mit Kalzium angereichert wurde.

Ich habe begonnen, meinen eigenen Joghurt herzustellen, und das ist erstaunlich einfach und mit weniger Aufwand verbunden, als ich anfangs dachte. Du benötigst lediglich Sojamilch, ein großes Schraubglas, Bakterienkulturen und einen warmen Ort. Zunächst wird die Sojamilch bei 80 °C pasteurisiert und in das Schraubglas umgefüllt. Dann lässt du sie auf 40 °C abkühlen und rührst die Bakterienkulturen ein. Nun übernehmen die Bakterien die restliche Arbeit. Dafür bedarf es nur eines warmen Ortes, an dem die Sojamilch fermentieren kann, denn die kleinen Helferlein brauchen Wärme, um richtig auf Touren zu kommen. Nach etwa zwölf Stunden ist der Joghurt fertig. Das Beste daran: Du kannst selbst entscheiden, wie säuerlich er schmecken soll. Bevorzugst du einen milden Joghurt, ist die Fermentationszeit kürzer, magst du ihn gerne sauer, lässt du ihn einfach ein wenig länger stehen.

Und wie sieht es mit Quark aus? Genau wie den Joghurt kann man auch ihn selbst herstellen. Dafür kannst du deinen selbst gemachten Joghurt einfach in einem Mulltuch – am besten über Nacht – abtropfen lassen, und schon ist der Quark fertig. Man kann ihn entweder als Brotaufstrich, fürs Müsli oder für einen veganen Käsekuchen verwenden.

Und was ist mit Butter? Ich muss zugeben, dass ich zeit meines Lebens zur Butterfraktion gehört habe. Margarine war nie mein Fall. Doch es gibt sogar vegane Butter, mit dem typischen Buttergeschmack. Du kannst sie entweder als Brotaufstrich oder zum Kochen und Backen verwenden. Mein Geheimtipp, um den Buttergeschmack in der Pfanne oder beim Backen zu imitieren, ist Öl mit Buttergeschmack. Du findest es in nahezu jedem Supermarkt, und es eignet sich hervorragend für leckere Pilzgerichte oder für Rührteige zum Backen. Margarine enthält viele gehärtete Fette und ist daher aus gesundheitlicher Sicht nicht ideal. Als Brotaufstrich könntest du stattdessen zu Mandel- oder Cashewmus greifen. Sie enthalten ebenfalls viel Fett und wirken somit als Geschmacksträger, sind aber gleichzeitig reich an wertvollen Nährstoffen.

Du siehst also, dass du in einer veganen Ernährung nicht einmal auf den Geschmack von Molkereiprodukten verzichten musst. Das Angebot ist riesig und erleichtert das Eintauchen in die Welt der pflanzlichen Küche erheblich.

ALTERNATIVEN FÜR MOLKEREI-PRODUKTE IM ÜBERBLICK:
Sahne: Cashewmus + Wasser, Hafersahne, Sojasahne
Crème fraîche/Sauerrahm: Ersatzprodukt auf Kokos- oder Haferbasis
Joghurt: Kokos-, Soja-, Mandel- oder Lupinenjoghurt
Quark: Ungesüßten Pflanzenjoghurt über Nacht in einem Tuch abtropfen lassen, alternativ Ersatzprodukt auf Mandel- oder Sojabasis
Butter: Öl mit Buttergeschmack, vegane Butter, Mandel- oder Cashewmus als gesunder Brotaufstrich

Eiersatz

Du hast es vermutlich bereits erwartet: Wenn du dich vegan ernähren möchtest, sind Eier zwar vom Speiseplan gestrichen, nicht aber ihr Geschmack und ihre Funktion beim Backen und Kochen. Bereits als Kind liebte ich es, zu kochen und zu backen. Ich experimentierte gerne und überraschte Freundinnen und meine Familie mit Kuchen und Torten zum Geburtstag. Nun besteht ein klassischer Kuchenteig ungünstigerweise aus einer Reihe tierischer Zutaten wie Eiern, Butter und Milch. Kurz nachdem wir unsere Ernährung umgestellt hatten, feierte unser Sohn seinen ersten Geburtstag, und wir erwarteten ein paar Gäste. Ich hatte den persönlichen Anspruch, alle davon zu überzeugen, wie lecker die vegane Küche ist. Dazu plante ich, drei Kuchen zu backen, und fand entsprechende Rezepte im Internet. Ich kann zwar nicht sagen, dass mir die Kuchen misslangen, aber begeistert war ich dennoch nicht. Sie waren nicht besonders saftig, und die Konsistenz war ein wenig gummiartig. Es dauerte eine Weile, bis ich den für mich perfekten Eiersatz im Kuchen gefunden hatte. Es ist eine Mischung aus einem Teelöffel Natron und zwei Esslöffeln Apfelessig oder Zitronensaft. Diese Mischung lässt den Kuchenteig herrlich fluffig werden.

Um für Bindung im Teig zu sorgen, kannst du entweder zu Bananen, Apfelmus, Chia- oder Leinsamen greifen. Bei den beiden Letztgenannten werden die Samen mit Wasser vermischt.

Für Süßspeisen wie Mousse au Chocolat, bei denen Eischnee benötigt wird, kann man Aquafaba aufschlagen. Als Aquafaba bezeichnet man die Flüssigkeit von Kichererbsen oder Kidneybohnen aus der Konserve. Du gießt also die Kichererbsen über einem Sieb ab und fängst die Flüssigkeit auf. Mit einem Handrührgerät kannst du diese nun aufschlagen, und es entsteht eine Art veganer Eischnee. Du brauchst allerdings ein wenig Geduld, denn die Prozedur dauert etwa zehn Minuten. Leider eignet sich der vegane Eischnee nicht zum Backen, denn bei Hitze fällt er in sich zusammen. Wenn du veganes Baiser herstellen möchtest, solltest du das Aquafaba bei niedriger Hitze im Backofen trocknen lassen. Mein Universalrezept für Tortenböden aller Art findest du hinten im Buch bei den Rezepten.

Wenn du den leicht schwefeligen Geschmack von Eiern liebst, kommst du um Kala Namak nicht herum. Kala Namak ist ein schwefelhaltiges Schwarzsalz. Ich verwende es sehr gerne für Rührtofu oder vegane Sauce Hollandaise und ahme damit den typischen Eiergeschmack nach. Das Salz sollte allerdings erst nach dem Braten oder Kochen zum Würzen verwendet werden. Wenn es zu stark erhitzt wird, löst sich der Geschmack im wahrsten Sinne des Wortes in Luft auf. Sollte dich also mal der Heißhunger auf ein Eibrötchen überkommen, belege dein Brot einfach mit Avocadoscheiben und streue ein wenig Kala Namak darüber. Fertig ist die pflanzliche Alternative.

Hier noch mal meine Ei-Alternativen im Überblick:

WOFÜR?	WAS?
Backen, Fluffigkeit	1 TL Natron + 2 EL Apfelessig/Zitronensaft
Backen, Bindung	1 EL Leinsamenschrot + 3 EL Wasser
	1 EL Chiasamen + 3 EL Wasser
	1 EL Sojamehl + 2 EL Wasser
Backen, Saftigkeit	2 EL Apfelmus
	½ zerdrückte Banane
Desserts, Mousse	Aquafaba
Kochen, herzhaft	Kala Namak, Tofu, Avocado

Rührtofu

Du brauchst für 2 Portionen:

1 Block Naturtofu
½ Bund Schnittlauch
100 g Kirschtomaten
100 ml ungesüßte Pflanzenmilch
1 EL Sojasoße
1 TL Kurkuma
1 TL Kala Namak
1 Prise Pfeffer
1 EL Öl

So geht's:

1. Lege den Tofu in einen tiefen Teller und zerkrümele ihn mit einer Gabel. Halbiere die Tomaten und schneide den Schnittlauch in Röllchen.

2. Erhitze das Öl in einer beschichteten Pfanne und brate den Tofu an, bis er beginnt, knusprig zu werden.
3. Nun gießt du die Pflanzenmilch hinzu und würzt den Tofu mit Sojasoße, Kurkuma und Pfeffer. Verrühre alles gut mit einem Pfannenwender.
4. Nimm die Pfanne vom Herd und streue das Kala Namak über den Tofu.
5. Zum Schluss hebst du die Kirschtomaten und den Schnittlauch unter.

Lass es dir schmecken!

Fisch ersetzen

In den Schweden-Urlauben in meiner Kindheit waren wir immer in der Natur unterwegs. Wir paddelten zwei Wochen lang mit Kanus über die Seen (geschlafen wurde im Zelt, dort, wo es uns am Ufer gefiel), machten eine Planwagentour mit Pferden oder reisten mit dem Wohnmobil durch Europas kalten Norden. Mit im Gepäck hatten wir immer eine Angel. Manchmal stellte ich mich schon frühmorgens an den noch spiegelglatten See und warf meine Angel aus. Ich habe zum Glück nie einen Fisch gefangen, denn das Angeln war eine sehr ambivalente Angelegenheit für mich. Auf der einen Seite hoffte ich auf ein Erfolgserlebnis, also einen Fisch, der anbeißt, auf der anderen Seite war ich immer erleichtert, wenn es dann doch nicht klappte, weil der Fisch mir leidgetan hätte. Verrückt, oder? Schließlich hätte ich es auch ganz bleiben lassen können. Andere Familienmitglieder waren erfolgreicher als ich. So ging ich an einem Abend mit meiner Cousine zum Angeln – und siehe da, ein Fisch biss an. Sie zog ihn aus dem Wasser, und wir waren mit dem verzweifelt zappelnden Fisch völlig überfordert. Dieses Erlebnis hat sich mir eingebrannt, und ich sehe es heute noch in allen Einzelheiten vor mir. Mich nahm die Aktion so mit, dass mir an diesem Abend der Appetit auf Fisch vergangen war.

Zugegeben, ich war nie eine große Fischesserin. Im Restaurant hätte ich mir nie ein Fischgericht bestellt, und auch zu Hause hielt sich meine Begeisterung in Grenzen, wenn meine Mutter Fisch für uns zubereitet hatte. Umso mehr liebte ich jedoch Meeresfrüchte aller Art. Wenn wir das Restaurant im Nachbarort besuchten, gab es für mich als Vorspeise ausnahmslos in Knoblauch gebratene Garnelen. Allerdings gehörte später auch Sushi zu meinen Lieblingsgerichten. Ich erinnere mich gerne an meine Studienzeit in Bonn zurück. Oft verabredete ich mich mit meinem Bruder, der ebenfalls dort studierte, und wir gingen zusammen in unser Lieblings-Sushi-Restaurant. Dort gab es mittags ein Buffet, was für Studierende deutlich günstiger war als das Angebot am Abend. Dass ich darauf nun verzichten sollte, empfand ich im ersten Moment als einen großen Verlust. Glücklicherweise hielt dieses Gefühl nicht lange an, denn – du ahnst es vermutlich bereits – auch für Fisch gibt es vegane Alternativen.

In den Supermärkten findest du mittlerweile jede Menge Ersatzprodukte: von Backfisch über Fischstäbchen bis hin zu Thunfisch beinahe alles, was das Herz begehrt. Manches davon schmeckt sehr authentisch, anderes eher weniger, aber auch hier muss man sich einfach ein wenig durchprobieren und sollte sich nicht zu schnell geschlagen geben, wenn mal etwas nicht so gut schmeckt.

Ich verrate dir nun ein Geheimnis, wie es dir gelingt, Fischgeschmack in jedes Gericht zu zaubern – und das ganz ohne Ersatzprodukte. Das Zauberwort lautet Algen. Dass Mikroalgen uns die wichtigen Omega-3-Fettsäuren liefern können, die auch in Fisch enthalten sind, weißt du bereits. Praktischerweise gibt es auch eine Vielzahl unterschiedlicher Algenarten, die richtig fischig schmecken. So muss kein Fisch leiden, und gleichzeitig musst du nicht auf den Geschmack verzichten. Denn dass die Tiere Schmerz empfinden können, was eine lange Zeit hindurch vehement geleugnet wurde, ist wissenschaftlich längst erwiesen.

Auch Sushi kannst du nach wie vor essen, denn das gibt es ebenfalls in pflanzlicher Variante. Durch die Nori-Algen schmeckt es trotzdem erstaunlich intensiv nach Fisch. Viele Restaurants bieten mittlerweile fischfreies Sushi an, aber du kannst es auch einfach selbst zubereiten. Das ist zum einen deutlich günstiger, zum anderen kannst du es nach Herzenslust mit allem füllen, was dir schmeckt. Aus großen Kräuterseitlingen lassen sich vegane Calamari herstellen, und Pilze oder Auberginen kommen in ihrer Konsistenz Matjes oder Heringsfilets gleich. Werden sie dann noch gut gewürzt – selbstverständlich auch mit Algen –, ist das vegane Seafood perfekt. Die Algen sind in vielen Asia-Läden, in gut sortierten Bioläden oder online erhältlich. Ich verwende am liebsten Nori-Flocken, denn sie haben einen moderaten Jodgehalt und lassen sich zum Würzen wunderbar unterschummeln.

Ersatzprodukte – so ungesund wie ihr Ruf?

Als ich mit Anfang zwanzig noch zum Studieren in Bohn lebte, machte ich erste Erfahrungen mit Ersatzprodukten. Ich war schon immer sehr neugierig, was neue Produkte betrifft. Als ich an einem Nachmittag im Anschluss an meine Vorlesungen im Reformhaus stöberte, stieß ich auf vegetarischen Aufschnitt. So etwas hatte ich vorher noch nie gesehen. Als ich die Wurst zu Hause probierte, war ich überrascht davon, wie authentisch sie schmeckte. Im Supermarkt um die Ecke war zu diesem Zeitpunkt jedoch noch keine Spur von vegetarischen geschweige denn veganen Ersatzprodukten zu finden. Kurze Zeit später machte ich meine erste Erfahrung mit einem veganen Käse – und was soll ich sagen? Er schmeckte derart chemisch, dass ich ihn schweren Herzens im Mülleimer entsorgen musste.

Das Ganze ist mittlerweile knapp zehn Jahre her, und seitdem hat sich einiges getan. Die meisten Supermärkte haben Kühlregale allein für vegane und vegetarische Ersatzprodukte, und auch Kekse, Kuchen und Fertiggerichte sind inzwischen in veganer Variante erhältlich. Als ich vor Kurzem einen Vortrag hielt, in dem es unter anderem um das Thema vegane Ernährung ging, meldete sich eine Zuhörerin zu Wort. Sie äußerte ihre Sorge, dass der Konsum vieler Ersatzprodukte zu gesundheitlichen Problemen führen könne. Schließlich sei es reine Chemie. Da greife sie lieber auf ein Naturprodukt wie Käse zurück. Das sei gesünder, und wenn er aus der Region komme, zudem besser für die Umwelt. Diese Ansicht teilen offenbar viele Menschen. Fernsehsender greifen die Thematik auf und vergleichen regelmäßig die Inhaltsstoffe von Ersatzprodukten mit dem tierischen Original. Oft ziehen die Ersatzprodukte dabei den Kürzeren. Diese Darstellungsweise finde ich sehr schade, denn sie liefert einigen Menschen eine Rechtfertigung, an ihrem Konsum tierischer Produkte festzuhalten.

Die Frage, ob Ersatzprodukte ungesund sind, lässt sich keineswegs durchgehend mit Ja oder Nein beantworten. Denn genauso groß wie die Produktvielfalt ist die Zusammensetzung der Inhaltsstoffe. Dass ein veganer Schokoladenkeks nicht besonders gesund ist, ist vermutlich jedem klar. Doch ein Schokoladenkeks, der Milchprodukte und Ei enthält, ist nicht weniger ungesund. Wenn wir schon tierische Produkte mit veganen Ersatzprodukten vergleichen, dann sollten wir in derselben Kategorie bleiben. Denn sonst vergleichen wir Äpfel mit Birnen. Schauen wir uns doch mal die Zutatenliste von den Hähnchen-Nuggets einer bekannten Fast-Food-Kette an. Sie enthalten lediglich 46 Prozent Hähnchenbrustfleisch und dazu noch 19 weitere Zutaten wie beispielsweise Zucker, Aromastoffe und Phosphate sowie einen hohen Anteil an gesättigten Fettsäuren, die unter anderem Herz-Kreislauf-Erkrankungen begünstigen. Was nicht auf der Zutatenliste steht, sind zum Beispiel Antibiotikarückstände und multiresistente Keime, die entsprechenden Untersuchungen zufolge auf etwa einem Drittel des rohen Geflügelfleisches vorhanden sind. Die veganen Nuggets eines bekannten Herstellers haben mit insgesamt 16 Zutaten ebenfalls eine lange Liste vorzuweisen. Auch sie enthalten Zucker und Aromen, und ich würde sie nicht als ein gesundes

Lebensmittel einstufen. Doch immerhin enthalten sie wenig gesättigte Fettsäuren, wenig Cholesterin und keine Rückstände von Antibiotika. Bei Käse und Wurstwaren sieht das ganz ähnlich aus.

Die Frage, die wir uns stellen müssen, lautet: Warum essen wir überhaupt Ersatzprodukte? Und die Antwort lautet in den meisten Fällen vermutlich: Weil uns das Altbekannte gut schmeckt und wir nicht darauf verzichten möchten. Vielen von uns ist klar, dass insbesondere hochverarbeitete Produkte keine hochwertigen Lebensmittel sind. Es spricht jedoch nichts gegen ihren Verzehr, solange er in Maßen bleibt und der Anteil gesunder Nahrungsmittel überwiegt.

Allerdings gibt es auch Ersatzprodukte, die man durchaus als gesund bezeichnen kann. So darfst du bei pflanzlichen Joghurts, trockenen Erbsen- oder Sojaschnetzeln und Seitan – sofern du nicht an einer Glutenunverträglichkeit leidest – beherzt zugreifen. Im Supermarkt kannst auch du auf einen Blick schnell erkennen, ob es sich um ein gesundes Produkt handelt oder nicht. Einen ersten Hinweis bildet die Länge der Zutatenliste. Je mehr Zutaten enthalten sind, umso höher ist der Verarbeitungsgrad und umso geringer dementsprechend die Nährstoffdichte. Achte auf einen moderaten Salzgehalt. Er sollte weniger als 1 Gramm pro 100 Gramm Produkt betragen. Eine zu hohe Salzaufnahme kann nämlich zu einer Belastung der Nieren und zu Bluthochdruck führen. Die Salzaufnahme sollte bei einem erwachsenen Menschen laut der Deutschen Gesellschaft für Ernährung nicht über 6 Gramm pro Tag betragen.

Wenn Zucker in der Zutatenliste auftaucht, ist es ein Hinweis darauf, dass es sich um ein weniger gesundes Produkt handelt. Übrigens sind auch Agavendicksaft, Rohrohrzucker oder Kokosblütenzucker vergleichbar mit Haushaltszucker. Nur weil ein Produkt frei von raffiniertem Zucker ist, muss es also noch lange nicht zuckerfrei sein.

Zu meinen liebsten Ersatzprodukten gehören solche aus extrudiertem Sojamehl. Unter hohem Druck und Hitze wird das Sojamehl aufgepufft, das kennst du vermutlich von Erdnussflips. Das dadurch entstandene Granulat lässt sich sehr vielseitig verwenden, ist reich an Eiweiß und besteht zu 100 Prozent aus Sojabohnen.

Auch pflanzlicher Joghurt gehört zu den gesunden Ersatzprodukten (vorausgesetzt, er enthält keinen zugesetzten Zucker). Fermentierte Lebensmittel, zu denen auch Joghurt gehört, enthalten Milchsäurebakterien (ja, die sind tatsächlich vegan). Studien zufolge soll der Verzehr von fermentierten Lebensmitteln einen positiven Einfluss auf unsere Darmflora haben.

Du siehst, dass das Thema Ersatzprodukte überaus facettenreich ist und sich die Frage, ob diese nun ungesund sind, nicht pauschal beantworten lässt. Fest steht, dass es innerhalb dieser Lebensmittelgruppe starke Unterschiede zwischen den einzelnen Produkten gibt. Bei einigen kann man gerne reichlich zugreifen, bei anderen sollte sich der Verzehr eher in Maßen halten.

Damit du dir beim Einkauf schnell ein eigenes Urteil bilden kannst, habe ich eine kleine Checkliste erstellt. Sind alle Kriterien erfüllt, handelt es sich höchstwahrscheinlich um ein gesundes Ersatzprodukt.

CHECKLISTE FÜR GESUNDE ERSATZPRODUKTE:

- kurze Zutatenliste
- keine zugesetzten Aromen
- keine Konservierungsstoffe
- keine künstlichen Farbstoffe
- Salzgehalt < 1 g/100 g Produkt
- kein zugesetzter Zucker
- gesättigte Fettsäuren haben einen Anteil von < 30 % am Gesamtfettgehalt

DER WOLF IM SCHAFSPELZ – VERSTECKTE ZUTATEN

Zu Beginn ist es oft mühselig, die Zutatenlisten sämtlicher Produkte zu studieren, und so kann es vorkommen, dass man für den Wocheneinkauf doppelt so viel Zeit benötigt wie sonst. Einige tierische Produkte wie Eier, Milchprodukte und Erzeugnisse aus Fisch gehören zu den Allergenen. Deswegen müssen sie auf der Zutatenliste klar erkennbar aufgeführt werden. Häufig sind sie sogar fett gedruckt, was ich sehr praktisch finde. Mit der Zeit hat man sein Standardrepertoire beim veganen Einkauf gefunden, und das Studieren der Zutatenliste hat ein Ende – außer natürlich, wenn man etwas Neues probieren will. Doch es lohnt sich, auch bei Lebensmitteln, die man als vegan kennt, in regelmäßigen Abständen einen Blick auf die Rückseite der Verpackung zu werfen.

Als ich den Einkauf für einen meiner Kochkurse erledigte, griff ich zur Zartbitterkuvertüre, die ich für ein veganes Mousse au Chocolat benötigte. Die Schokolade hatte ich schon einige Male gekauft, und so landete sie in meinem Einkaufswagen, ohne dass ich mir die Zutatenliste erneut durchlas. Erst zu Hause warf ich noch mal einen Blick darauf und war sehr enttäuscht, dass sich offenbar die Rezeptur verändert hatte. Nun enthält die Schokolade Butterreinfett, und ich musste mich nach einem anderen Hersteller umschauen.

Bei vielen Produkten ist schon auf den ersten Blick erkennbar, dass tierische Zutaten enthalten sind. Doch es kann auch passieren, dass man zu einem vermeintlich veganen Produkt greift und zu Hause feststellt, dass es doch tierische Bestandteile enthält.

Ich oute mich an dieser Stelle als jemand, der gerne Fertigmischungen für Salatdressings kaufte. Ein Pulver, das man einfach mit Wasser und Öl anrühren muss – und schon hat man ein leckeres Dressing. Bevor ich mich vegan ernährte, landeten oftmals Produkte in meinem Einkaufswagen, ohne dass ich vorher die Zutatenliste studierte. Auch nach meiner Ernährungsumstellung griff ich gewohnheitsmäßig nach dem Tütchen, aus dem ich ein Essig-Öl-Dressing mit Kräutern herstellen wollte. Ich schaute mir nun jedoch die Zutatenliste genauer an – und siehe da: Es enthielt Milchzucker. Da stellt sich natürlich die Frage, was Milchzucker in einem Salatdressing zu suchen hat. Im Laufe der Zeit fand ich immer mehr Produkte, die Milchzucker enthielten. Auch Chips und sogar fertiges Kartoffelpüree enthalten häufig diesen ungeliebten Zusatz. Er dient nicht nur als Süßungsmittel, sondern auch als Bindemittel und Geschmacksverstärker. Deswegen lohnt es sich, bei durchweg allen Produkten die Zutatenliste zu studieren.

Hellhörig sollte man auch bei zugesetzten Aromen werden. Denn hier kann man meistens nicht nachvollziehen, ob ein Trägerstoff tierischen Ursprungs verwendet wurde. Oft hilft da nur eine direkte Nachfrage beim Hersteller.

Auch bei Brot und anderen Backwaren sollte man aufmerksam sein. Und ich spreche nicht von Eiern, Milch oder Butter, sondern von dem Zusatzstoff L-Cystein. Es wird verwendet, um die Reifezeit des Mehls zu verkürzen und den Backvorgang zu beschleunigen. Das L-Cystein wird aus Tierhaaren oder Federn gewonnen und ist damit definitiv nicht vegan. Übrigens erkennst du es auch an der europäischen Zulassungsnummer E920.

Und wenn wir schon mal bei den europäischen Zulassungsnummern sind, kommen wir doch gleich zur Nummer E120 – Echtes Karmin. Den roten Farbstoff findet man in Kosmetikprodukten, aber auch in Lebensmitteln wie roten Kirschlollis oder bunten Zuckerstreuseln zur Dekoration von Gebäck. Echtes Karmin besteht aus getrockneten und gemahlenen Schildläusen.

Ein weiteres Produkt, das von Läusen stammt und somit ebenfalls nicht vegan ist, ist Schellack. Schellack ist der harzartige Kot einer anderen Schildlausart. Ich hatte meine ersten Berührungspunkte mit Schellack, ohne überhaupt zu wissen, dass es sich dabei um ein Produkt tierischen Ursprungs handelte. Zu meinem 20. Geburtstag schenkten mir meine Eltern auf meinen eigenen Wunsch hin ein altes Koffergrammofon. Damit konnte ich die Schellackplatten meines Großvaters abspielen. Mit dem Läusekot wurde vor einigen Jahrzehnten die Oberfläche der Platten versiegelt. Irgendwann wurde der Schellack durch Kunststoffe ersetzt, aber noch heute kommt er unter anderem in der Lebensmittelindustrie zum Einsatz. Er wird als Glanz-, Überzugs- oder Bindemittel verwendet. Beispielsweise verleiht er Süßigkeiten wie Schokoladenbonbons oder Kaugummidragees einen hübschen Glanz. Schellack findet darüber hinaus in Kosmetikartikeln, wie Nagellacken, Haarsprays, Wimperntusche oder Cremes Verwendung, aber auch in Möbelpolituren, Lacken, Medikamenten und Zigaretten.

Du merkst: Veganismus schränkt nicht nur die Auswahl der Nahrungsmittel, sondern auch die vieler anderer Produkte des täglichen Lebens ein. Bei Schellack handelt es sich zwar nur um ein Ausscheidungsprodukt, jedoch werden bei der Gewinnung auch Läuse getötet. Und wie du im Kapitel »Speziesismus« bereits erfahren hast, geht es im Veganismus auch darum, dass wir den Wert eines Lebewesens nicht anhand seiner Artzugehörigkeit bemessen. Deswegen achten wir das Leben eines Insekts ebenso wie das Leben eines Schweins.

Letztes Frühjahr stattete ich einer nahe gelegenen Baumschule einen Besuch ab. Wir hatten uns dazu entschieden, einen Apfelbaum in unseren Garten zu pflanzen. Ich entschied mich für ein schönes Hochstämmchen der Sorte James Grieve und fragte den Baumschulinhaber, ob wir den Baum auf eine besondere Art und Weise pflegen sollten, damit er so gut wie möglich anwächst. Er empfahl mir ein spezielles Düngemittel, um die Tätigkeit der Mikroorganismen im Boden anzuregen. Als er auf den Sack zeigte, fiel mir gleich der Aufdruck »Hornspäne« ins Auge. Hornspäne bestehen aus zerkleinerten Hufen und Hörnern von Schlachtrindern und kommen somit für mich als Düngemittel nicht infrage. Ich lehnte also dankend ab. Glücklicherweise gedeiht der Apfelbaum auch vegan, sodass wir uns in wenigen Jahren über ein paar eigene Äpfel freuen dürfen.

Lass uns jetzt einen Blick auf Kosmetikprodukte werfen, denn auch die enthalten oftmals tierische Inhaltsstoffe. Glücklicherweise sind viele Hersteller mittlerweile dazu übergegangen, tierfreie Produkte mit einem Vegan-Label zu versehen, sodass man als Verbraucher:in nicht lange die Inhaltsstoffe studieren muss. (Achtung: Vegan ist nicht gleichbedeutend mit tierversuchsfrei!) Besonders viele vegane Produkte findest du im Bereich der Naturkosmetik, doch auch hier werden manchmal tierische Inhaltsstoffe verwendet. Häufig sind es Bienenwachs und Lanolin.

Lanolin ist das Fett aus der Wolle von Schafen. In meiner Kindheit hatten wir ein Schaf namens Molly. Sie war ein Merinoschaf, und wenn sie ihre anfängliche Schüchternheit überwunden hatte, durfte man ihren Kopf kraulen. Sie liebte es, wenn man mit den Fingern durch ihre dichte Wolle fuhr. Danach waren die Finger immer von einem fettigen Film überzogen. Das Wollfett schützt die Schafe vor Kälte und vor Nässe. In Kosmetikprodukten findet es Verwendung, um einen hautpflegenden, weich machenden und feuchtigkeitsspendenden Effekt zu erzielen. Um das Lanolin zu gewinnen, müssen die Schafe zwar nicht getötet, doch sie müssen geschoren werden. Nun höre ich häufig das Argument: »Die Schafe müssen geschoren werden, sonst wächst ihre Wolle stetig weiter und wird gerade im Sommer zu einer großen Belastung für die Tiere.« Ja, das ist grundsätzlich richtig. Jedoch sollten wir die Ursache des Problems nicht aus dem Blick verlieren. Die Wolle der Schafe wächst stetig, weil der Mensch die Schafe als Wollproduzenten gezüchtet hat. Allein deswegen sind die Schafe auf eine Schur angewiesen, und die ist für die Tiere mit großem Stress und oft auch mit Schmerzen verbunden. Schafe sind nämlich Fluchttiere und geraten in Panik, wenn man sie gegen ihren Willen festhält und zu Boden drückt. Da sie versuchen, sich zu befreien, und dabei mit den Beinen zappeln, was das Zeug hält, kommt es nicht selten zu Verletzungen, die manchmal sogar genäht werden müssen. Auch unserer Molly wurde, kurz bevor die Temperaturen zu warm wurden, eine Sommerfrisur verpasst, und obwohl sie recht zutraulich war, war die ganze Prozedur kein Zuckerschlecken. Und zwar für keinen der Beteiligten. Meistens ahnte sie schon, was ihr blühte, und wir mussten sie einfangen. Sie am Boden zu halten, war ein echter Kraftakt, den eine Person alleine nicht bewältigen konnte. Wie es in großen Schäfereien, beispielsweise in Australien, zugeht, kann man sich – wenn man starke Nerven hat – im Internet ansehen. Spätestens dann begreift man, dass alles, was mit Wolle zu tun hat, definitiv nicht vegan ist.

Bienenwachs findet sich besonders in dekorativer Kosmetik und vielen Lippenpflegeprodukten wieder. In der Lebensmittelindustrie wird es darüber hinaus als Überzugsmittel von beispielsweise Gummibärchen verwendet. Mir wurde schon oft die Frage gestellt, was gegen die Nutzung von Bienenwachs oder Honig spricht. Zunächst geht es darum, dass in einer veganen Lebensweise Tiere, ganz gleich welcher Art, nicht als Produzenten für unsere Konsumgüter gesehen werden. Selbstverständlich gibt es große Unterschiede in den Haltungsbedingungen, auch bei Bienen, doch hier geht es um eine grundlegende Einstellung. Wir nehmen den Tieren etwas, das sie uns nicht freiwillig geben möchten. So ist das auch bei Bienen. Nicht umsonst trägt ein Imker weiße Schutzkleidung, um nicht völlig zerstochen zu werden. Und wie wir alle wissen, stechen Bienen nur, wenn sie um das Überleben ihres Stocks fürchten. Denn schon bei einem einmaligen Stich sterben sie.

Bis vor einigen Jahren waren in unserem Garten zwei Bienenvölker zu Hause, und während meines Studiums hatte ich ein Bienen-Seminar belegt, in dem wir auch die Bienenvölker ein Semester lang betreuten. Die Waben mussten regelmäßig kontrolliert werden, und dazu wurden die sogenannten Beuten geöffnet. Damit uns die geselligen Insekten nicht attackierten, pusteten wir Rauch in den Bienenstock. Als Kind dachte ich, dass sich die Bienen dadurch beruhigten, doch im Studium lernte ich, dass das Gegenteil der Fall ist. Denn durch den Rauch wird ein Waldbrand simuliert. Die Bienen ziehen sich in den Bienenstock zurück, um den mühevoll hergestellten Honig zu sammeln und vor dem vermeintlichen Feuer in Sicherheit zu bringen. Sie sind also nicht ruhig und entspannt, sondern es wird eine der schlimmsten Notsituationen für das Bienenvolk simuliert. Hinzu kommt, dass während des Entnehmens und Wiedereinsetzens der Waben regelmäßig Bienen zerquetscht und verletzt werden. Die Bienen werden durch die Nutzung ihrer Produkte also massiv negativ beeinflusst. Deswegen meiden wir sie in einer veganen Lebensweise.

Ob Produkte Bienenwachs oder Lanolin enthalten, kann man glücklicherweise mit einem kurzen Blick auf die Liste der Inhaltsstoffe überprüfen. Anders sieht es da bei den Bestandteilen von Weichspüler aus, denn der ist oft nicht einmal vegetarisch. Um die Kleidung weich und geschmeidig zu machen, werden sogenannte kationische Tenside eingesetzt, die in die Fasern eindringen. Diese Tenside werden häufig aus dem Körperfett getöteter Schweine, Rinder und anderer Tiere hergestellt. Da Weichspüler grundsätzlich nicht besonders umweltfreundlich sind, würde ich generell von der Verwendung abraten. Falls du jedoch unter keinen Umständen darauf verzichten möchtest, kannst du auf vegane Varianten zurückgreifen. Hier bilden pflanzliche Fette die Grundlage für die weich machenden organischen Verbindungen.

Ganz besonders knifflig wird die Angelegenheit, wenn tierische Bestandteile nicht unter den Inhaltsstoffen oder Zutaten aufgelistet werden müssen, weil sie nicht direkter Bestandteil des Endprodukts sind. Das ist zum Beispiel bei Getränken wie Wein, Bier und Säften der Fall. Um Trübstoffe aus den Getränken herauszufiltern, kommen tierische Produkte wie Gelatine, Eiklar, Kasein oder getrocknete Fischblasen zum Einsatz. Vegane Weine, Biere und auch Säfte tragen mittlerweile oft das entsprechende Logo. Übrigens sind naturtrübe Säfte und Biersorten in den meisten Fällen vegan. Die Trübstoffe sind hier noch enthalten und wurden nicht geklärt. Wenn du beim Bier auf Nummer sicher gehen möchtest, greife am besten auf eine deutsche Biersorte zurück. Die heimischen Brauereien unterliegen dem Reinheitsgebot. Diesem Gebot entsprechend darf das Bier nur mit sogenanntem Kieselgur (fossile Kieselalgen) geklärt werden und ist dadurch immer vegan.

Auch in anderen Lebensbereichen spielen tierische Produkte eine Rolle. Viel Raum nimmt hier das Thema Kleidung ein. Für Veganer:innen kommen Lederschuhe und -jacken nicht mehr infrage, und auch neue Wollpullover und Daunenjacken werden nicht mehr in den Kleiderschrank einziehen. Bei diesen Kleidungsstücken ist glücklicherweise schnell ersichtlich, was enthalten ist. Doch wie sagt man so schön? Der Teufel liegt im Detail. So habe ich die ein oder andere Bluse mit Perlmuttknöpfen in meinem Kleiderschrank und besitze auch ein Paar Perlen-Ohrstecker. Vermeintliche Kleinigkeiten, über die ich mir erst im Laufe meiner veganen Reise Gedanken machte. Denn auch für die Gewinnung von Perlen oder Perlmutt müssen die Muscheln oftmals ihr Leben lassen.

Wenn es um Muscheln geht, werden schnell einige Stimmen laut, die behaupten, Muscheln seien nicht fähig, Schmerzen zu empfinden. Tatsächlich haben Forschende Hinweise gefunden, die auf ein Schmerzempfinden bei Muscheln und anderen Weichtieren hindeuten. Sie konnten sogenannte Nozizeptoren nachweisen – sensorische Nervenenden, die unter anderem für die Auslösung von Schmerz- und Schutzreflexen verantwortlich sind.[64] Und nicht nur das; Muscheln besitzen Opiatrezeptoren und Opiatpeptide. Beide sind notwendig, um Schmerzen empfinden und unterdrücken zu können.[65]

Und bei Perlmutt ist noch lange nicht Schluss. Einige Haarbürsten enthalten Wildschweinborsten, und auch unser neuer Staubsauger hat eine Düse zum Entstauben von Möbeln mit Wildschweinborsten. Das war vor dem Kauf nicht einmal erkennbar. Du siehst – bei einigen Dingen bemerkt man erst im Laufe der Zeit, dass sie tierische Bestandteile enthalten. So auch bei meiner Lieblingsmarke für Outdoor-Bekleidung. Meinen Parker dieser Marke trage ich nun schon seit fünf Jahren und spielte mit dem Gedanken, mir einen neuen zuzulegen, denn er hat mittlerweile den ein oder anderen Fleck, der sich nicht mehr entfernen lässt, und auch die Farbe ist ein wenig ausgewaschen. Doch leider wird nichts daraus. Mir fiel auf, dass der Hersteller sein Logo als Lederabzeichen auf jede Jacke und jede Hose aufnäht. Durch diese vermeintliche Kleinigkeit werden nun eine ganze Reihe von Kleidungsstücken für mich nicht mehr infrage kommen.

Auch beim Autokauf gestaltet es sich schwierig, die eigenen veganen Ansprüche in die Realität umzusetzen. Mal abgesehen von Ledersitzen sind viele Lenkräder und Schaltungen mit Leder bezogen. Es gibt auch einige Automarken, die eine vegane Innenausstattung anbieten, doch leider sind die aktuell noch rar gesät. Bei unserem Auto ist es nur eine Frage der Zeit, bis eine große Reparatur ansteht, die in keinem Verhältnis zum Fahrzeugwert steht. Deswegen haben wir uns entschieden, auf ein Elektro-Auto umzusteigen. Dort ist die vegane Auswahl allerdings noch eingeschränkter als bei Autos mit Verbrennungsmotoren, und wir haben uns für ein nicht veganes Fahrzeug entschieden. Es hat zwar keine Ledersitze, aber das Lenkrad ist mit Leder bezogen. Für mich war es keine leichte Entscheidung, denn in diesem Punkt war ich nicht konsequent, obwohl das mein Anspruch ist.

An dieser Stelle muss ich mir ein schönes Sprichwort ins Gedächtnis rufen, das ich vielen meiner Kund:innen und Leser:innen auf Social Media immer wieder sage: Hundert unperfekte Veganer sind besser als ein perfekter.

MIT VEGANEN MYTHEN AUFRÄUMEN

Vegane Ernährung führt zu Mangelerscheinungen

Mich erstaunt immer wieder, dass das Thema Ernährung oftmals keinen großen Raum im Alltag einnimmt. Die Menschen stopfen haufenweise ungesunden Fraß in sich hinein, und selbst wenn es zu Krankheitssymptomen kommt, die häufig ernährungsbedingt auftreten, wird von ärztlicher Seite nicht nach dem Ernährungsverhalten gefragt. Selbst in Fällen offensichtlich ernährungsbedingter Krankheiten wie Bluthochdruck wird oft nicht das Ernährungsverhalten der Patient:innen erörtert, sondern es werden leichtfertig Medikamente verschrieben. Das ist mit weniger Aufwand verbunden, doch auch bei Blutdrucksenkern, die unter Umständen jahrzehntelang eingenommen werden sollen, handelt es sich nicht um Gummibärchen. Vielmehr besteht die Gefahr, dass die ungesunden Lebensgewohnheiten beibehalten werden.

Auch in akuten Krankheitsfällen besteht ein geringes Interesse an der Ernährung der Patient:innen. Ein schönes Beispiel dafür sind Krankenhäuser, die sogar ein schlechtes Ernährungsverhalten noch begünstigen. Dort gibt es billigstes Fleisch, zerkochtes Gemüse, überzuckerte Desserts und labberiges Brot mit Wurst und Käse statt vollwertiger Speisen, die den Genesungsprozess unterstützen.

Die Ernährung ist also in vielen Bereichen und bei dem überwiegenden Teil der Bevölkerung anscheinend nebensächlich, bis, ja bis sich jemand dazu entscheidet, sich vegan zu ernähren. Dann wimmelt es plötzlich nur so von Ernährungsexpert:innen, die einen – meist ungefragt – mit guten und weniger guten Ratschlägen überhäufen. Die Gründe dafür sind unterschiedlicher Natur, es steckt sicher eine Mischung aus ehrlicher Besorgnis um die Gesundheit eines geliebten Menschen und tief verwurzelten Glaubenssätzen dahinter. Kein Wunder – kaum eine andere Ernährungsform steht in Zusammenhang mit Mangelerscheinungen so häufig im Fokus wie die vegane. In der Presse liest man beängstigende Schlagzeilen. So titelte die *Süddeutsche Zeitung* im August 2019 »Eltern wegen streng veganer Ernährung der Tochter verurteilt«. Das 19 Monate alte Mädchen war auf dem Entwicklungsstand eines 3 Monate alten Babys. Solche Schlagzeilen sorgen natürlich für Verunsicherung, denn niemand möchte sich oder gar seinen Kindern mit einer veganen Ernährung schaden. Einen derartig reißerischen Aufmacher finde ich ärgerlich, denn das Kind war nicht aufgrund der veganen Ernährung so schlecht entwickelt, sondern wegen einer Mangelernährung. Wäre es mischköstlich ernährt worden, wäre die Ernährungsform mit hoher Wahrscheinlichkeit nicht im Artikel, geschweige denn in der Schlagzeile erwähnt worden. Und lass uns ehrlich sein: Wie viel Prozent der Bevölkerung sind richtig über eine vegane Ernährung informiert, wenn nicht einmal einige Hausärzt:innen Ahnung von der Thematik haben? Da ist es nicht verwunderlich, dass viele Menschen einer rein pflanzlichen Ernährung skeptisch und im schlimmeren Fall ablehnend gegenüberstehen.

Als ich meinen Eltern von unserer Entscheidung, vegan leben zu wollen, erzählte, war auch meine Mutter zunächst sehr besorgt. Zu diesem Zeitpunkt wünschten wir uns ein zweites Kind, und sie hatte große Bedenken, ob mich pflanzliche Nahrung in einer zukünftigen Schwangerschaft und Stillzeit wirklich ausreichend mit Nährstoffen versorgen könnte. Ich las mich sehr intensiv in die Thematik ein und ließ sie an meinem neu erworbenen Wissen teilhaben. Ihre Zweifel schwanden, und heute ernährt sie sich selbst fast ausschließlich vegan.

Doch wie äußern sich eigentlich die Ernährungsgesellschaften zu der Thematik? Die Deutsche Gesellschaft für Ernährung (DGE) gibt an, dass eine ausreichende Nährstoffversorgung durch eine rein pflanzliche Ernährung nicht oder nur schwer möglich sei. Für Menschen in besonderen Lebenssituationen (Kinder, Schwangere und Stillende) rät sie grundsätzlich von einer veganen Ernährung ab. Die DGE ist offensichtlich sehr vorsichtig. Die weltweit größte Ernährungsorganisation, die US-amerikanische Academy of Nutrition and Dietetics, ist deutlich offener und gibt in ihrem Positionspapier sogar an, dass eine gut geplante vegane Ernährung für alle Lebensabschnitte geeignet sei. Auch ich hatte zu Beginn Sorge, nicht ausreichend informiert zu sein und unserer Gesundheit zu schaden, schließlich wird man auf seinem Weg eher verunsichert als bestärkt. Um mich umfassend zu informieren und meine Familie sicher mit allen wichtigen Nährstoffen zu versorgen, habe ich mich zur veganen Ernährungsberaterin mit Spezialisierung auf Familien weitergebildet. Heute kann ich voller Selbstbewusstsein sagen, dass eine vegane Ernährung für fast jeden Menschen geeignet ist (Ausnahmen sind Menschen, bei denen eine vegane Ernährung aus gesundheitlichen Gründen nicht möglich ist, weil sie beispielsweise an einer Kombination aus verschiedenen Nahrungsmittelunverträglichkeiten leiden).

Abgesehen von vollwertigen Nahrungsmitteln gehört auch die Einnahme von Nahrungsergänzungsmitteln dazu, wenn du langfristig gesund bleiben möchtest. Dass eine vegane Ernährung aber per se zu Mangelerscheinungen führt, ist schlichtweg falsch. Man kann sich als Veganer:in einseitig und ungesund ernähren, genau wie auch als Mischköstler:in. Doch jeder, der sich gesund und ausgewogen ernähren möchte, wird feststellen, dass die Gesundheit von einer veganen Ernährung profitieren kann.

Vegane Ernährung ist zeitintensiv

»Wenn man sich vegan ernährt, muss man Stunden in der Küche verbringen und seine Ernährung bis ins kleinste Detail planen. Für Familien oder Menschen, die viel arbeiten, ist es daher schwer, eine vegane Ernährung im Alltag umzusetzen.« Zunächst möchte ich einmal klarstellen, dass der Zeitfaktor nichts mit veganer Ernährung zu tun hat. Wenn man sich gesund ernähren möchte – und das schließt viel frisches Obst und Gemüse ein –, nimmt die Zubereitung der Mahlzeiten natürlich mehr Zeit in Anspruch, als wenn man ein Tütchen aufreißt oder eine Fertigpizza in den Backofen schiebt. Denn die Regel »Iss fünf am Tag« (zwei Portionen Obst plus drei Portionen Gemüse) gilt nicht nur in der veganen Ernährung als Empfehlung, sondern auch in einer mischköstlichen.

Mittlerweile gibt es unzählige vegane Fertigprodukte, auf die man im Notfall zurückgreifen kann, wenn es einmal besonders schnell gehen muss. Unser Ziel sollte jedoch eine vollwertige vegane Ernährung sein, die zum überwiegenden Teil aus frischen Lebensmitteln besteht. Wenn es schnell gehen muss und trotzdem gesund sein soll, sind zum Beispiel Vollkornnudeln mit Tomatensoße eine praktische Lösung. Um den Nährstoffgehalt noch ein wenig zu erhöhen, gebe ich gerne eine Dose Bohnen oder Kichererbsen in die Soße und streue frische Kräuter und Hefeflocken darüber. Fertig ist eine schnelle und gesunde Mahlzeit, die auch bei Kindern sehr beliebt ist. Wenn man nicht genügend Zeit hat, frisches Gemüse zu schneiden, darf man sich gerne an vorgeschnittenem Tiefkühlgemüse bedienen. Das enthält meist sogar mehr Vitamine als frisches Gemüse, da es direkt nach der Ernte schockgefroren wird. Achte beim Kauf darauf, dass es ungewürzt ist und keine Butter oder Sahne enthält. Bei Obst ist es ratsam, nach Produkten ohne zugesetzten Zucker Ausschau zu halten. Das tiefgefrorene Obst kannst du prima in einem nährstoffreichen Smoothie unterbringen. Der ist schnell gemacht, und man kann ihn überdies problemlos in eine Flasche füllen und zum Beispiel als gesundes Frühstück mit zur Arbeit nehmen. Schnelle und nährstoffreiche herzhafte Gerichte sind Pellkartoffeln mit veganem Kräuterquark und einem Salat oder eine schnelle Reispfanne mit roten Linsen und Gemüse.

Wenn es dir schwerfällt, dir Zeit zum Kochen zu nehmen, bietet es sich auch an, größere Mengen zuzubereiten. Diese kannst du dann entweder noch am nächsten Tag essen, oder du kochst gleich so viel, dass du ein paar Portionen einfrieren kannst. Du siehst: Die Möglichkeiten sind schier unendlich. Auch belegte Vollkornbrote, Rohkost mit Hummus zum Dippen und etwas Räuchertofu sind schnell gemacht. Und ja – Tofu kann man auch kalt essen. In unserer Familie ist er bei allen ein sehr beliebter und obendrein gesunder Snack. Und falls dir die Ideen für leckere vegane Rezepte ausgehen, schau dich einfach im Internet um. Es gibt eine Vielzahl veganer Rezepteblogs, und auch auf Social Media findest du eine Menge Inspiration. Ganz sicher ist etwas dabei, das genau deinen Wünschen und Bedürfnissen entspricht. Am Anfang scheint es vielleicht schwer und kompliziert, doch es ist wie mit allem im Leben, was neu ist: Man braucht eine Weile, um sich daran zu gewöhnen – und ehe man sichs versieht, gehört es zur Normalität.

Vegan ist teuer

»Eine vegane Lebensweise ist viel teurer als eine mischköstliche. Diese Ernährungsform ist etwas für Menschen mit einem überdurchschnittlich hohen Einkommen, jedoch nichts für Geringverdiener.« Auf Social Media las ich neulich den Kommentar eines Users: »Vegan ist etwas für die einkommensstarke Oberschicht, die Probleme sucht, wo keine sind.« Ist an dieser Aussage etwas dran? Ich muss zugeben, dass sich unsere Ausgaben für Lebensmittel seit unserer

Ernährungsumstellung erhöht haben. Pflanzendrinks und Fleischersatz sind aktuell eher Nischenprodukte. Sie werden in einem geringeren Umfang produziert als beispielsweise Schinkenwurst von Großkonzernen. Häufig handelt es sich bei den Herstellern von veganen Ersatzprodukten um Start-ups, die darüber hinaus höhere Produktionskosten und oftmals höhere Unternehmensstandards haben als Großkonzerne.

Erinnern wir uns nur einmal an den Skandal um den Fleischproduzenten Tönnies. Im Mai 2020 schossen die Corona-Infektionszahlen bei den Mitarbeiter:innen des Konzerns durch die Decke, was nicht zuletzt ein Resultat der katastrophalen Arbeits- bzw. Unterbringungsbedingungen der häufig aus Osteuropa stammenden Werksmitarbeiter war. Da sich Unternehmen, die vegane Produkte herstellen, sowohl Umweltfreundlichkeit als auch ethische und moralische Korrektheit auf die Fahnen schreiben, sind Arbeitsbedingungen à la Tönnies nicht drin. Und das ist eben teurer. Hinzu kommt, dass auf viele tierische Produkte ein ermäßigter Mehrwertsteuersatz von 7 Prozent gilt, auf die veganen Ersatzprodukte wird jedoch ein regulärer Mehrwertsteuersatz von 19 Prozent erhoben. Das macht sich auch beim Verkaufspreis bemerkbar.

Wenn ich hier von höheren Preisen spreche, beziehe ich mich allerdings ausschließlich auf Ersatzprodukte. Jene Verbraucher:innen, die zuvor tierische Produkte aus Massentierhaltung gekauft haben, müssen zumindest dann tiefer in die Tasche greifen, wenn sie von nun an alle tierischen Produkte durch vegane industriell gefertigte Produkte ersetzen möchten. Dann ist eine vegane Ernährung tatsächlich teurer. Ernährt man sich jedoch überwiegend von unverarbeiteten Lebensmitteln wie Obst, Gemüse, Hülsenfrüchten und Getreide, kann eine rein pflanzliche Ernährung sogar sehr preiswert sein. Ich kaufe auch Ersatzprodukte ein, doch sie machen nur einen kleinen Teil unserer Ernährung aus.

Wie kommt es nun, dass der Einkauf trotzdem teurer geworden

ist? Für mich ist die vegane Lebensweise eine Grundhaltung, in der es nicht nur darum geht, wie wir mit Lebewesen umgehen, sondern auch um den grundsätzlichen Umgang mit unserem Planeten. Deswegen kaufen wir, so weit es uns möglich ist, in Bioqualität ein. Letzten Endes hat also nicht unsere vegane Ernährung zu erhöhten Lebensmittelausgaben geführt, sondern eine Veränderung unserer Einstellung und der damit verbundene Kauf von Bioprodukten. Ich habe für mich entschieden, lieber an anderer Stelle – wie beispielsweise bei Kleidung – zu sparen statt an etwas so Essenziellem wie meinem körperlichen Wohlbefinden, das nun einmal einhergeht mit guter Nahrung.

Doch wie sieht es aus, wenn du ohnehin in allen Bereichen deines Lebens sehr sparsam leben musst, um über die Runden zu kommen? Wie ist die Situation bei alleinerziehenden oder arbeitslosen Menschen? Nicht jeder hat schließlich die finanziellen Möglichkeiten, überwiegend Biolebensmittel zu kaufen. Das ist mir durchaus bewusst. Manche Menschen müssen aus finanziellen Gründen in allen Lebensbereichen Abstriche machen. Da ist es nicht möglich, weniger Geld für Kleidung auszugeben, das dann an anderer Stelle für höherpreisige Lebensmittel übrig ist. Es muss einfach an allen Ecken und Enden gespart werden. Das bedeutet glücklicherweise nicht, dass damit eine vegane Ernährung unmöglich ist. Und es bedeutet auch nicht, dass sich Menschen, die ein schmaleres Budget zur Verfügung haben, keine Ersatzprodukte leisten können.

Während meines Studiums war mein Budget auch sehr begrenzt. Ich habe immer nebenher gearbeitet und hatte zeitweise drei Jobs parallel zu meinem Vollzeitstudium. Ich hatte bereits erwähnt, dass ich überwiegend im Discounter einkaufte und damit gut über die Runden kam. Damals gab es dort an Ersatzprodukten lediglich trockene Tofuwürstchen, doch heute sieht es ganz anders aus. So haben einige Discounter vegane Produktlinien eingeführt und bieten dauerhaft Ersatzprodukte wie vegane Wurst und veganen Käse zu sehr günstigen Preisen an. Wer gerne bestimmte Markenprodukte kauft, kann sich über verschiedene Apps einen schnellen Überblick über die Angebote in den Supermärkten verschaffen. Was ich jedoch ehrlich zugeben muss, ist, dass die Kosten für Nahrungsergänzungsmittel nicht außer Acht gelassen werden dürfen. Denn damit sollte man auf keinen Fall nachlässig umgehen. An dieser Stelle möchte ich jedoch betonen, dass es Geld ist, welches wir in unsere Gesundheit investieren.

Mit den folgenden Tipps und Tricks kannst du vegan einkaufen und musst trotzdem nicht mehr Geld ausgeben als bisher:

1. Greife zu saisonalem und regionalem Obst und Gemüse. Hier sind die Transportwege kürzer, und die Waren müssen nicht über Wochen im Kühlhaus gelagert werden.
2. Kaufe überwiegend unverarbeitete Lebensmittel. Neben Obst und Gemüse gehören auch Hülsenfrüchte, Nüsse und Samen dazu.
3. Grundnahrungsmittel wie Brot, Nudeln und Reis sind ohnehin meistens vegan und noch dazu sehr preiswert.
4. Wenn du Appetit auf Ersatzprodukte hast, halte nach den Eigenmarken der Supermärkte Ausschau. Es gibt mittlerweile einige Discounter, die eine eigene vegane Produktlinie auf den Markt gebracht haben. Dort sind die Produkte für weniger Geld erhältlich.
5. Greife zu reduzierten Produkten. Ich habe schon oft zugeschlagen, wenn Supermärkte Ersatzprodukte zu einem ermäßigten Preis angeboten haben, weil das Mindesthaltbarkeitsdatum kurz bevorstand. In solchen Fällen kaufe ich einfach ein paar Packungen auf Vorrat und friere diese ein. Und davon mal abgesehen, sind die Produkte auch nach Ablauf des MHDs in den meisten Fällen noch genießbar.

Pflanzen sind fühlende Wesen, und die Wissenschaft erhält stetig neue wundersame Einblicke in ihre Welt, die mich häufig staunen lassen. Studien zeigen nun immer häufiger, dass sich Pflanzen in ihren Fähigkeiten viel weniger von Tieren (der Mensch eingeschlossen) unterscheiden, als wir es bislang für möglich gehalten hätten. Einzig ihre Art, sich zu ernähren – nämlich in den meisten Fällen mittels Fotosynthese –, ist ein grundlegender Unterschied. Wir wissen mittlerweile, dass sie miteinander kommunizieren können und sich so zum Beispiel vor Fressfeinden warnen. Wir wissen, dass es Baumarten gibt, die ihren Nachwuchs mit Zuckerlösung versorgen. Es gibt Hinweise darauf, dass Pflanzen ihre Umwelt sehen und darauf reagieren. Jacob White, unabhängiger Pflanzenforscher, und Felipe Yamashita, der als Wissenschaftler am Institut für Zell- und Molekularbiologie in Bonn forscht, fanden Erstaunliches heraus. Eine Kletterpflanze passte ihre Blattform der Pflanze an, auf der sie wuchs. Ein Zufall? Oder war es vielleicht durch chemische Reize zu erklären? Das Forscherteam setzte eine solche Kletterpflanze auf eine künstliche Pflanze mit Fantasieblättern, deren Blattform im Pflanzenreich nicht existiert. Und siehe da: Die Kletterpflanze passte ihre Blattform auch dieser Fantasiepflanze an. Legt das nicht den Schluss nahe, dass die Kletterpflanze sehen kann? Die Forscher stellen zumindest die Hypothese auf, dass das pflanzliche Sehen möglicherweise über pflanzenspezifische Ocellen möglich ist, die unter anderem auch bei Insekten zu finden sind.[66]

Ich weiß – wir Menschen mögen es nicht, wenn andere Lebewesen Dinge genauso gut können wie wir (oder womöglich sogar noch besser). Wir suchen also nach anderen Gründen für das Verhalten der Kletterpflanze, statt das naheliegendste weiterzuverfolgen. Wenn es um das Thema Schmerz geht, klingeln bei vielen die Alarmglocken. »Pflanzen haben kein zentrales Nervensystem. Sie reagieren zwar auf

Reize, aber das belegt noch lange nicht, dass sie auch Schmerz empfinden.« Das ist übrigens kein Argument von Mischköstler:innen, sondern von Menschen, die sich vegan ernähren. Und umgekehrt wird das Argument gerne von Mischköstler:innen genannt, um ihren Konsum zu rechtfertigen. So hatte ich vor Kurzem auf Social Media ein Rezept für ein Linsencurry veröffentlicht. Der Kommentar eines Mischköstlers lautete, er hoffe, dass es sich nicht um genmanipulierte Linsen handele. Er kaufe nur eine besonders alte Linsensorte. Er schloss mit dem Satz »Denn alles lebt und hat ein Recht auf ein artgerechtes Leben, meine lieben Veganer«. Zunächst einmal handelt es sich bei den roten Linsen in meinem Gericht selbstverständlich nicht um genmanipulierte Linsen, sondern um eine Sorte, die durch Züchtung entstanden ist. Der letzte Satz zeigt jedoch sehr deutlich, worauf sein Kommentar abzielte. Veganer:innen sind keine besseren Menschen, nur weil sie auf tierische Produkte verzichten. Denn alle Lebewesen sind leidensfähig und verdienen ein artgerechtes Leben. Da kann ich dem Herrn, trotz seines offensichtlichen Versuchs, mich zu provozieren, nur zustimmen. Ich teile die Ansicht, dass wir achtsam mit allen Lebewesen – auch den Pflanzen – umgehen sollten. Doch er hat seine Argumentation nicht bis zum Ende durchdacht. Denn dass Pflanzen Schmerzen empfinden, ist kein Argument gegen den Veganismus. Ganz im Gegenteil. Es gibt vermutlich keine andere Lebensform, bei der weniger Lebewesen getötet werden. Denn um Fleisch und andere tierische Produkte herzustellen, bedarf es vor allem eines: der Tiere. Diese Tiere haben Hunger – und zwar auf Pflanzen. So stecken in einem 250-Gramm-Rindersteak 0,9–2,4 Kilogramm Getreide. Das Rindersteak liefert etwa 350 Kilokalorien, das Getreide zwischen 2900 und 7900. Aus der Getreidemenge, die mindestens für ein Steak verfüttert wird, kann man zwei Laibe Brot backen.

Um wieder auf das Thema zurückzukommen: Ich bin der festen Überzeugung, dass Pflanzen Gefühle haben und eben auch Schmerz empfinden können. Doch gerade das ist ein absolutes Pro-Argument für den Veganismus, und wer damit versucht, dagegen zu argumentieren, stellt sich nur selbst ein Bein.

Und was ist mit den Veganer:innen, die sich so vehement dagegen wehren, dass auch Pflanzen Schmerz empfinden? Vielleicht sind sie nicht ausreichend informiert. Denn diese These wird zum einen in bekannten Ratgebern über die vegane Ernährung vertreten, zum anderen gibt sogar die Tierschutzorganisation PETA auf ihrer Internetseite an, dass in Pflanzen bislang kein Nervensystem gefunden wurde, das dem menschlichen so sehr ähnelt, dass man von Schmerzempfinden sprechen könne.[67] Meine Vermutung ist, dass sie versuchen, ein Bild in ihrem Inneren aufrechtzuerhalten, das sie sich mühsam aufgebaut haben. Das Bild, dass sie mit ihrer Lebensweise keinem Lebewesen Schmerz zufügen. Doch wir sollten der Realität ins Auge blicken (du merkst schon, wenn man vegan leben möchte, muss man das ganz schön häufig). Damit wir leben können, müssen andere Lebewesen sterben. Wir sind nun einmal keine Pflanzen und können uns nicht allein durch Licht, Wasser und Kohlendioxid ernähren. Dennoch haben wir uns für den Weg des geringsten Leids entschieden.

Ich finde es sehr begrüßenswert, wenn wir auch mit den Pflanzen, die wir verzehren, achtsam umgehen. Das fängt damit an, dass wir die Möglichkeiten auf unserem Balkon oder in unseren Gärten nutzen. Wenn man Obst und Gemüse selbst anbaut, tut man nicht nur den Pflanzen einen Gefallen, sondern auch der Umwelt und der eigenen Gesundheit. Es werden keine Pestizide eingesetzt, die Böden und Wasser verseuchen und Insekten töten. Es müssen keine langen Transportwege zurückgelegt werden, bei denen große Mengen an Treibhausgasen freigesetzt werden, und Energie zur Kühlung wird auch nicht benötigt. Und das Beste: Es wird nirgends Früchte mit einem höheren Vitamingehalt geben als die, die du selbst angebaut hast. Denn du kannst sie zum perfekten Reifezeitpunkt ernten, und sie werden nicht über Tage oder Wochen hinweg in Kühlhäusern gelagert. Eine vegane Ernährung hat, wie du siehst, unheimlich viel mit Achtsamkeit zu tun. Achtsamkeit gegenüber den Tieren, den Pflanzen, der Umwelt und deinem Körper und Geist.

Der Mensch ist ein Fleischfresser

»Der Mensch ist von Natur aus ein Fleischfresser. Deswegen ist es sehr unnatürlich, sich pflanzlich zu ernähren. Wir sind auf den Verzehr von Fleisch angewiesen, um gesund zu bleiben.« So oder so ähnlich argumentieren einige Mischköstler:innen, um ihren Konsum tierischer Produkte zu rechtfertigen. Diese Aussage ist schlichtweg falsch. Der Mensch war noch nie ein Fleischfresser bzw. Carnivore – so lautet der Fachbegriff. Doch was genau unterscheidet uns von Carnivoren? Die meisten Vertreter der Ordnung Carnivora ernähren sich vom Fleisch anderer Tiere. Entweder werden die Tiere gejagt und mit scharfen Krallen oder dem kräftigen Gebiss getötet, oder sie ernähren sich von Aas. Die meisten Raubtiere haben ein typisches Gebiss mit großen Eckzähnen, kleinen Schneidezähnen und Backzähnen ohne große Kauflächen. Allen ist gemein, dass sie ihren Unterkiefer nur auf und ab, nicht aber seitwärts bewegen können.[68] Auch das menschliche Gebiss hat verhältnismäßig markante Eckzähne, doch die sind kein Beleg dafür, dass Menschen sich ursprünglich von Fleisch ernährt haben. Dscheladas, eine äthiopische Affenart, haben beispielsweise sehr markante Eckzähne, obwohl sie reine Pflanzenfresser sind. Wir Menschen besitzen überdies flache Backenzähne und können unseren Unterkiefer nicht nur auf und ab, sondern auch seitlich bewegen. Dadurch können wir die Nahrung mit unseren Zähnen zermahlen.

Eine weitere Fähigkeit, die uns verglichen mit fleischfressenden

Säugetieren fehlt: Unser Körper ist nicht in der Lage, Vitamin C herzustellen. Wir müssen es mit der Nahrung aufnehmen. Studien deuten darauf hin, dass bei den Tierarten, die diese Fähigkeit nicht besitzen, offenbar keine evolutionäre Notwendigkeit bestanden hat, da die Ernährung bei all diesen Arten Vitamin-C-reich war und ist. Das unterstreicht die These, dass der Mensch sich schon immer zu einem gewissen Teil pflanzlich ernährt hat.[69] Unser Speichel enthält Amylase. Das Enzym dient der Stärkeverdauung, die bei uns bereits im Mund beginnt. Die Funktion dieses Enzyms kannst du, wie du mittlerweile weißt, sogar erschmecken. Zerkaust du ein stärkehaltiges Nahrungsmittel, wirst du nach einer gewissen Zeit einen süßen Geschmack wahrnehmen. Das ist der Zeitpunkt, an dem die Amylasen in deinem Speichel die Stärke in Zucker umgewandelt haben. Der Speichel von Carnivoren weist deutlich weniger des stärkeverdauenden Enzyms auf, denn Kohlenhydrate wie Stärke spielen in den meisten Fällen nur eine untergeordnete Rolle in der Ernährung.

Und wie sieht es mit den Instinkten aus? Instinkte sind immer ein gutes Indiz dafür, was seit Jahrtausenden in unseren Genen festgelegt ist. So mögen bereits Neugeborene einen süßen Geschmack, denn er ist der evolutionäre Sicherheitsgeschmack. Die meisten Dinge, die süß schmecken, sind nicht giftig. Das erklärt auch den süßen Zahn, den viele von uns haben und der uns bei dem Anblick von einer Schachtel Pralinen oder reifen Erdbeeren das Wasser im Mund zusammenlaufen lässt. Doch lässt uns auch der Anblick eines (lebenden) Rehs oder einer Ziege das Wasser im Mund zusammenlaufen? Immerhin wäre das ein Indiz dafür, dass es tief in unseren Genen verankert ist, Fleisch zu essen. Ich schätze, mir ging es – zumindest, als ich mich noch mischköstlich ernährte – wie den meisten Menschen: Ich hatte viel eher das Bedürfnis, die Tiere zu beobachten oder gar zu streicheln, denn ein Stück Fleisch aus ihnen herauszubeißen. Und auch der Anblick eines überfahrenen Eichhörnchens weckte noch nie

Appetit bei mir, sondern Mitleid. Auch das sind Hinweise darauf, dass unser Instinkt nicht auf das Jagen von Tieren oder das Verzehren von Aas ausgerichtet ist.

Es gibt noch einige weitere Punkte, in denen wir Menschen uns physiologisch von Fleischfressern unterscheiden. Anhand der Faktenlage können wir also davon ausgehen, dass wir nicht der Ordnung der Karnivoren angehören. Reine Pflanzenfresser, sogenannte Herbivoren, sind wir jedoch auch nicht, denn uns fehlt die Fähigkeit, das in unserem Verdauungstrakt hergestellte Vitamin B_{12} selbst aufzunehmen. Wir scheiden das überlebenswichtige Vitamin über den Kot ungenutzt wieder aus. Einige Tierarten fressen Kot, um an die Nährstoffe zu gelangen, aber auch das ist keine typische Eigenschaft von uns Menschen. Wenn wir uns gesund und bedarfsdeckend ernähren möchten, sind wir demnach auf eine externe Vitamin-B_{12}-Zufuhr angewiesen.

Wenn der Mensch also weder ein Fleisch- noch ein Pflanzenfresser ist, bleibt nur noch eine Kategorie übrig: Allesfresser oder Omnivore. Unser Körper kann sowohl tierische als auch pflanzliche Lebensmittel verarbeiten, was uns evolutionär betrachtet enorme Vorteile brachte, denn unser Lebensraum war nicht von der Art des Nahrungsangebots abhängig. Dies ermöglichte uns, weite Teile der Erde zu besiedeln. In Gebieten, in denen das pflanzliche Nahrungsangebot aufgrund der geografischen Lage zumindest im Jahresdurchschnitt sehr beschränkt ist, wird auch heute noch mehr Fleisch und Fisch gegessen. Unsere Anpassung an das Nahrungsangebot führt sogar so weit, dass sich genetische Mutationen entwickelt haben.

Die Inuit beispielsweise ernähren sich traditionell von viel fettreichem Fleisch und Fisch und nehmen dadurch viele tierische Fette zu sich. Die wiederum stehen unter anderem im Verdacht, die Entstehung von Herz-Kreislauf-Erkrankungen zu begünstigen. Forscher:innen zufolge gibt es bei den Inuit aber eine Bandbreite genetischer Variationen, die sich positiv auswirken, sodass sie trotz ihrer ungünstigen Ernährungsweise im Hinblick auf Herz-Kreislauf-Erkrankungen kein signifikant höheres Risiko haben. Würde sich ein europäischstämmiger Mensch auf diese Weise ernähren, sähe das vermutlich ganz anders aus.

Eine sehr bekannte Mutation bei Europäer:innen ist die Laktoseverträglichkeit, auf die ich bereits im Kapitel »Vegan für die Gesundheit« eingegangen bin. Der Mensch kann sich also sowohl von tierischen als auch von pflanzlichen Lebensmitteln oder einer Mischung aus beidem ernähren.

Der Punkt, dass der Verzehr tierischer Produkte in der Natur des Menschen liegt, scheint für viele Menschen eine Rechtfertigung ihres Fleischkonsums zu sein. Doch zumindest in unseren Breiten leben wir in der privilegierten Situation, dass wir uns mit Unterstützung von Nahrungsergänzungsmitteln prima vegan ernähren können, ohne einen Nährstoffmangel zu erleiden. Somit entfällt diese Begründung. Es bleibt allein das Argument des Geschmacks. Dabei sollte jeder tief in sich hineinhorchen, ob der Genuss eines Stücks Fleisch oder einer Scheibe Käse tatsächlich all das Leid und die negativen Folgen für unseren Planeten wert ist.

Eine vegane Ernährung ist unnatürlich

Lange Zeit war ich genau dieser Meinung. Dass eine vegane Ernährung nicht natürlich sein kann, da man auf die Einnahme von Nahrungsergänzungsmitteln angewiesen ist, war auch für mich lange Zeit eine klare Rechtfertigung dafür, tierische Produkte zu konsumieren. Schauen wir uns die Argumentationsgrundlage noch einmal genauer an. Wenn die angebliche Unnatürlichkeit einer veganen Ernährung die Grundlage für eine ablehnende Haltung bildet, sollten wir zunächst einmal erörtern, was »natürlich« überhaupt bedeutet. Im Duden ist der Begriff wie folgt definiert: »zur Natur gehörend, in der

Natur vorkommend, nicht künstlich vom Menschen nachgebildet, hergestellt«. Nach meiner Auffassung ernährt man sich natürlich, wenn man ausschließlich unverarbeitete Produkte zu sich nimmt. Der Definition zufolge finde ich nichts, was dem Veganismus per se entgegensteht. Man kann sich also sowohl mischköstlich als auch vegan natürlich bzw. unnatürlich ernähren.

Aber was ist heutzutage schon noch natürlich? Die Art, wie wir uns fortbewegen? Die Art, wie wir leben? Die Art, wie wir uns kleiden? Unser Lebensstil ist zumindest bei den meisten von uns weit entfernt von dem eines Naturvolkes – und das ist auch völlig okay. Ich bin überaus dankbar dafür, dass ich meine Nahrung nicht selbst sammeln muss oder zwingend darauf angewiesen bin, Ackerbau zu betreiben. Ich bin dankbar dafür, dass ich weite Strecken mit Auto, Bus oder Bahn zurücklegen kann und nicht einen mehrtägigen Marsch auf mich nehmen muss, um meine Eltern zu besuchen. Und ich bin auch dankbar dafür, mit meinem Smartphone schnell Nachrichten verschicken zu können, statt einen Brief schreiben zu müssen. Wenn wir ehrlich sind, kommt es uns doch in vielen Bereichen sehr entgegen, dass wir nicht mehr leben wie vor 10 000 Jahren. Unnatürlichkeit ist also kein Argument, das zwingend gegen eine Ernährungsform spricht. Denn es ist mindestens genauso unnatürlich, ein Vitamin-B_{12}-Präparat zur Nahrungsergänzung hinzuzuziehen, wie eine Bockwurst zu essen. Davon mal abgesehen finde ich Ersteres deutlich appetitlicher, denn eine Bockwurst ist nichts anderes als ein püriertes totes Tier, das anschließend zurück in den eigenen Darm (oder in den Darm eines Artgenossen) gestopft wurde. Wie bereits erwähnt kommt noch hinzu, dass auch viele Tiere Vitamin B_{12} als Nahrungsergänzungsmittel über ihr Futter bekommen. Denn durch die heutigen Haltungsformen sind die meisten Tiere nicht mehr in der Lage, es selbst zu bilden oder mit der natürlichen Nahrung aufzunehmen. Damit der oder die Verbraucher:in nicht zu einem Nahrungsergänzungsmittel greifen muss, wird es dem Tier verabreicht.

Eine viel gewichtigere Fragestellung als die nach der Natürlichkeit einer Ernährungsform sollte doch vielmehr sein, inwiefern sie die Gesundheit beeinflusst. Und wenn du bis hierhin gelesen hast, weißt du natürlich längst, dass eine vollwertige vegane Ernährung einen sehr positiven Einfluss auf deine Gesundheit haben kann.

Die Entwicklung unseres Gehirns verdanken wir dem Fleisch

»Sei froh, dass unsere Vorfahren Fleisch gegessen haben, sonst hätte sich unser Gehirn nie so weit entwickelt.« Diese Aussage suggeriert zum einen, dass der Verzehr von Fleisch notwendig war, um uns zu dem entwickeln zu können, was wir heute sind. Zum anderen suggeriert sie, dass die Hirngröße ein Maß für die Intelligenz eines Tieres ist. Doch ist dieser Mythos angesichts der aktuellen Forschungslage überhaupt haltbar? Lass uns dazu einen Blick auf die Geschichte des Menschen werfen. Vor über zwei Millionen Jahren entstand die Gattung Homo sapiens. Schaut man sich die Hirngröße an und vergleicht sie mit anderen Arten der Hominiden, fällt auf, dass ihr Hirnvolumen deutlich größer ist. Das Gehirn des heutigen Menschen ist ungefähr dreimal so groß wie das seiner Vorfahren. Um die Ursache dafür herauszufinden, müssen wir uns auf eine Zeitreise begeben.

Vor sechs Millionen Jahren trennte sich nämlich die Schimpansenlinie von den Hominiden – den menschlichen Vorfahren. Innerhalb der Linie der Hominiden entwickelte sich Funden zufolge vor spätestens 3,6 Millionen Jahren eine für Primaten eher ungewöhnliche Form der Fortbewegung: der aufrechte Gang. Auffallend ist, dass der aufrechte Gang *vor* der rasanten Zunahme der Gehirngröße erfolgte. Durch den aufrechten Gang veränderte sich auch das Skelett. Unter anderem wurde der Geburtskanal infolge eines schmaleren Beckens kleiner, was Geburten für Mutter und Kind gefährlich machte.

Diese Umstände führten dazu, dass die Gehirnentwicklung deutlich langsamer verläuft und das größte Wachstum erst nach der Geburt stattfindet.[70]

Vor 1,6 bis 1,1 Millionen Jahren kam es zu einem weiteren Anstieg des Hirnvolumens, was mit einer Veränderung des Nahrungsangebots durch Klimaschwankungen erklärt wird. Die frühen Menschen jagten tatsächlich mehr und schlossen sich dafür in Gruppen zusammen. Dadurch nahmen die Menschen der Theorie zufolge mehr Energie in Form von Proteinen auf, was zu einer Vergrößerung des Gehirns beigetragen haben *könnte*. Forschenden zufolge ist dies jedoch als alleinige Erklärung nicht haltbar. Fleisch ist zwar eine gute Eiweißquelle, enthält jedoch mit Ausnahme von Eisen und Zink keine Mikronährstoffe. Grundsätzlich ist davon auszugehen, dass unseren Vorfahren im Durchschnitt genug Nahrung zur Deckung ihres Energiebedarfs zur Verfügung stand. Demzufolge wäre eine zusätzliche Aufnahme von Eiweiß kein Gewinn gewesen, denn es ist als Energiequelle deutlich weniger geeignet als Fett und Kohlenhydrate.

Es gibt aber noch eine weitere Theorie, die die Gehirnentwicklung erklärt: eine verbesserte Stärkeverdauung in Kombination mit der Erfindung des Kochens. Offenbar hat sich im Laufe der Evolution ein Amylase-Gen vervielfältigt. Zur Erinnerung: Amylase ist das Enzym, das für die Verdauung von Stärke verantwortlich ist. Durch die Tatsache, dass nun stärkehaltige Nahrungsmittel besser verdaut werden konnten, eröffnete sich eine ganz neue Vielfalt an Nahrungsmitteln. Das unterscheidet uns von unseren nächsten lebenden Verwandten, den Schimpansen. Sie können Amylase nicht so gut verdauen wie wir und greifen deswegen besonders zu reifen und stärkearmen Früchten. Die Forschenden der University of California nehmen an, dass Fleisch bei unseren Vorfahren nur einen geringen Teil des Nahrungsbedarfs gedeckt hat. Die Jagd war nämlich sehr energieaufwendig, risikoreich und nicht immer erfolgreich. Vielmehr ist davon auszugehen, dass eine verbesserte Stärkeverdauung in Kombination mit dem Erlernen des Kochens das Nahrungsangebot erweitert und zu einem Wachstum des Gehirns geführt hat. Letztendlich wird es eine Mischung aus verschiedensten Faktoren gewesen sein, die zur Gehirnentwicklung des Homo sapiens geführt haben.[71] Und vielleicht ist einer der vielen Faktoren auch der Fleischverzehr.

Doch unsere steinzeitliche Ernährungsweise rechtfertigt noch lange nicht unseren heutigen Konsum. Denn wir leben nicht mehr in Höhlen, sondern in modernsten Häusern, haben Smartphones und Internet. Wir besitzen einen Verstand, mit dem wir in der Lage sind, unser Verhalten zu reflektieren. Und was sich der Durchschnitt der Bevölkerung aktuell einverleibt, hat weder etwas mit gesunder Ernährung noch mit Natürlichkeit zu tun. Einen Burger in einem Fast-Food-Restaurant zu essen, ist meiner Ansicht nach nicht natürlicher, als einen Burger aus Erbsenprotein zu essen. Denn bei Ersterem wurde das Tier weder selbst gejagt noch zubereitet, sondern ganz im Gegenteil unter Bedingungen, die naturferner nicht sein könnten, aufgezogen, getötet und in eine Burgerform gepresst.

Die Evolution hat uns zu einem vermeintlich sehr fortschrittlichen Tier gemacht – und dieser Fortschritt sollte nicht bei unserer Ernährung aufhören.

Eine vegane Ernährung ist zu extrem

Es klingt völlig verrückt, doch oft wurde mir in Gesprächen entgegnet, dass meinem Gegenüber eine vegane Lebensweise zu extrem sei. Ist es extrem, keine Tiere töten zu wollen? Ist es extrem, der Umwelt so wenig wie möglich schaden zu wollen? Ist es extrem, langfristig gesund bleiben zu wollen? Und was bedeutet eigentlich extrem? Laut Definition bedeutet »extrem«: »innerhalb des messbaren, beobachtbaren, erfahrbaren o. ä. Bereiches an der äußersten Grenze liegend, einen der äußersten Gegensätze verkörpernd, am weitesten oder weit vom Normalen entfernt«.

Der Veganismus ist eine überaus friedliche – wenn nicht sogar die friedlichste – Ernährungsform. Doch als extrem gilt man in unserer Gesellschaft per se, wenn man sich nicht verhält wie die breite Masse. Mittlerweile ist zwar etwa jede:r zehnte Deutsche Vegetarier:in, doch gemessen an der Gesamtbevölkerung ernähren sich – je nach Quelle – nur 2 bis 3 Prozent vegan.[72]

Doch was heißt hier nur? Immerhin sind das über 1,6 Millionen Menschen – Tendenz stark steigend. Denn laut der NGO ProVeg (ehemals Vegetarierbund Deutschland) hat sich die Anzahl der vegan lebenden Menschen von 2020 auf 2021 verdoppelt. Was für ein rasanter und erfreulicher Anstieg! Die vegane Bewegung entwickelt sich seit ungefähr 2014 in hohem Tempo. So gibt es heute beispielsweise über 6 700 Restaurants mit einem veganen Angebot in Deutschland, wohingegen es 2015 noch nicht einmal 1 000 waren. Die Gastronomie und auch der Einzelhandel nehmen stetig neue vegane Gerichte und Lebensmittel in ihr Sortiment auf. Offenbar ist es also doch nicht ganz so extrem, wie viele vermuten. Was die Akzeptanz des Veganismus betrifft, gibt es jedoch lokal sehr große Unterschiede. So gilt man auf dem Land als Exot, wohingegen es in der Stadt absolut nichts Außergewöhnliches ist, Veganer:in zu sein..

Als ich das Covershooting zu diesem Buch hatte, kam ich mit der Visagistin ins Gespräch. Wie sich herausstellte, ernährte sie sich selbst bereits seit vielen Jahren vegan. Aufgrund ihres Jobs kommt sie viel herum und arbeitet in Städten wie Paris und Berlin. Sie erzählte mir, dass es in Berlin gang und gäbe sei, dass sich die Models dort vegan ernährten. Es sei eher ungewöhnlich, wenn noch Fleisch gegessen würde. Für mich klang das traumhaft. Zu gerne würde ich an einem Ort leben, an dem es ganz normal ist, nichts zu essen, was von Tieren stammt.

Hier auf dem Land sorgt unsere Ernährungsweise immer wieder

für Gesprächsstoff. Davon konnte ich mich überzeugen, als ich zum Einkaufen in der nächst größeren Stadt war – zumindest so groß, dass sie eine Fußgängerzone mit einigen Geschäften zu bieten hat. Da meine kleine Tochter und ich noch nichts gefrühstückt hatten, führte uns der Weg zum Bäcker, und ich fragte die Dame hinter der Theke, ob sie etwas Veganes zum Frühstück hätten. Ihre recht harsche Antwort lautete: »Vegan? So was haben wir nicht.« Auf meine Frage, ob es nicht einmal Marmeladenbrötchen und schwarzen Kaffee gebe, entgegnete sie: »Doch, so was haben wir.«

Ob Arbeitskolleg:innen, Erzieher:innen oder Ärzt:innen: Von den einen erntet man Anerkennung und Bewunderung, von den anderen Kritik. Bewertet wird unsere Ernährung jedoch immer. Auch das ist ein Punkt, über den man sich im Klaren sein muss, wenn man seine Ernährung umstellt. Von nun an wird deine Ernährungsform deutlich häufiger Gesprächsthema sein als zuvor. Man könnte genervt davon sein, doch ich sehe es vielmehr als Chance. Eine Chance, Menschen, die noch nie zuvor Berührungspunkte mit dem Thema hatten, auf positive Weise zum Nachdenken anzuregen. Denn je mehr das Thema ins Bewusstsein der Köpfe rückt, umso weniger wird es als extrem empfunden. Deswegen habe ich in der Bäckerei übrigens auch bewusst nach einem veganen Frühstück gefragt, obwohl ich natürlich wusste, dass es außer einem Marmeladenbrötchen nichts für mich geben wird.

Ich glaube, bei vielen führt der Gedanke der Einschränkung oder des Verzichts dazu, dass eine vegane Ernährung mit dem Wort extrem assoziiert wird. Die meisten von uns haben gelernt, dass tierische Produkte täglich auf dem Speiseplan stehen. Zum Frühstück gibt es Müsli mit Kuhmilch, zum Mittagessen Spaghetti bolognese und zum Abendessen Brot mit Wurst und Käse. Wenn man nun die tierischen Produkte einfach streicht, bleibt nicht mehr viel übrig. So habe ich selbst einmal gedacht. Vor ungefähr zwanzig Jahren sah ich in einem Reality-TV-Format eine junge Frau, die sich vegan ernährte. Ich zerbrach mir den Kopf darüber, womit sie wohl ihr Brötchen belegen kann, und kam zu dem Schluss, dass außer Marmelade nichts übrig bleibt.

Damals mag das tatsächlich so gewesen sein, aber in den letzten fünf Jahren hat eine wundervolle Entwicklung begonnen, die dazu führt, dass eine vegane Ernährung immer gesellschaftstauglicher wird. Wenn Menschen keinerlei Berührungspunkte mit Veganer:innen haben, kann ich nachvollziehen, dass es schwerfällt, eine Vorstellung von der Ernährung zu bekommen. So muss es auch der Arzthelferin in meiner Hausarztpraxis gegangen sein.

Als ich einen Termin hatte, um meine Blutwerte kontrollieren zu lassen (dazu ist es nie gekommen, wie du bereits weißt), erklärte ich ihr am Empfang mein Anliegen. Das Wort »vegan« fiel, und sie schaute mich entgeistert an. Der Freund ihrer Tochter sei Vegetarier, und selbst da wisse sie manchmal nicht, was sie kochen solle. Wenn man sich vegan ernähre, könne man doch überhaupt nichts mehr essen. Ich ging nicht näher darauf ein. Für sie ist eine vegane Ernährung extrem, weil sie sie mit einer großen Einschränkung verknüpft. Es ist also alles eine Frage der Perspektive.

Wenn man einen Veganer oder eine Veganerin danach fragt, ob er oder sie irgendetwas vermisse, werden die meisten antworten, dass diese Ernährungsweise sowohl psychisch als auch physisch eine große Bereicherung ist. Und dass es gar nicht so schwer ist, wie man zu Beginn vermutet hätte. Warum sind vegane Ersatzprodukte so gefragt, und warum steigt die Produktpalette zusehends? Weil die Menschen es lieben, alte Gewohnheiten fortzuführen, und keinen Aufwand haben möchten, der durch eine Veränderung entstehen könnte. Wenn es uns gelingt, dieses Gefühl von Leichtigkeit zu vermitteln, dann werden sich immer mehr Menschen für eine tierfreie Ernährung interessieren.

Soja zerstört den Regenwald und ist ungesund

Ein Vorurteil, das sich sehr hartnäckig hält, ist, dass das Soja für die menschliche Ernährung aus dem tropischen Regenwald stammt. Dort werden gigantische Flächen eines der artenreichsten Ökosysteme der Erde gerodet. Je mehr Menschen sich also vegan ernähren, umso schneller wird der Regenwald verschwinden. Als ich einen Vortrag zu meinem letzten Buch hielt, wurde ich mit diesem Argument in der anschließenden Diskussion konfrontiert. Veganer:innen essen tatsächlich mehr Sojaprodukte als Menschen, die sich mischköstlich ernähren. Deswegen ist der Gedanke gar nicht so abwegig. Laut Albert Schweitzer Stiftung sieht die Realität jedoch anders aus. Aus 18 Prozent der weltweiten Sojaernte wird Öl hergestellt. Das Sojaöl findet in Lebensmitteln wie Margarine, Backwaren oder Bratöl Verwendung, aber auch als Biodiesel. Ganze 80 Prozent entfallen auf Schrot und Mehl. Und davon dienen 70–75 Prozent als Futtermittel in der industriellen Tierhaltung. Insbesondere Schweine und Hühner werden mit sojahaltigen Futtermischungen gefüttert, denn das ist billig und nährstoffreich. Die Menschen der westlichen Länder haben einen wachsenden Hunger auf tierische Produkte. Das bedeutet wiederum, dass gerade sie es sind, die für die steigende Nachfrage nach Soja sorgen. Damit leisten sie einen Beitrag zur Abholzung der tropischen Regenwälder.

Und was ist nun mit den Veganer:innen, die viele Sojaprodukte essen? Tatsächlich belasten sie die Regenwälder in einem deutlich geringeren Maße, als das bei ihren Tierprodukte essenden Mitmenschen der Fall ist. Das Soja, das für unsere Lebensmittel wie Tofu, Sojajoghurt oder Sojamilch angebaut wird, stammt in den meisten Fällen aus Europa oder Kanada. Dort ist die Sojabohne eine normale Ackerfrucht und trägt eben nicht zur Abholzung der Regenwälder bei. Auf der Verpackung vieler Sojaprodukte ist sogar aufgeführt, aus welchem Land das Soja stammt. Achte bei deinem nächsten Einkauf mal darauf. Denn nicht selten führt dieses Vorurteil dazu, dass Sojaprodukte gemieden werden.

Das ist jedoch nicht der einzige Grund. Denkt man an Soja, schießt einem gleich die Gentechnik in den Kopf. Es ist richtig, dass genmanipulierte Sojabohnen im großen Stil angebaut werden. So gibt es beispielsweise eine Sojabohnensorte des Herstellers Monsanto, die gentechnisch so verändert wurde, dass sie resistent gegen das Unkrautvernichtungsmittel Roundup desselben Herstellers wurde. Aktuell ist noch nicht geklärt, welche Auswirkungen der Verzehr von gentechnisch veränderten Lebensmitteln auf den Körper hat. Es wird jedoch daran geforscht, ob es einen Zusammenhang mit einem erhöhten Allergierisiko und Antibiotikaresistenzen gibt. Insbesondere Letztere könnten sich zukünftig als große Herausforderungen für unser Gesundheitssystem erweisen. Da wir gerade beim Thema Gesundheit sind: Lange Jahre dachte ich, dass der Verzehr von Soja Einfluss auf unseren Hormonhaushalt hat. In meinem Hinterkopf geisterte das Gerücht herum, dass Soja Östrogene enthalte und dadurch den menschlichen Hormonhaushalt beeinflusse. Deswegen hatte ich zu Beginn meiner Ernährungsumstellung Sorge, zu viel Soja zu mir zu nehmen. Meine Lieblingspflanzenmilch war Sojamilch, ich aß gerne täglich Sojajoghurt, und Tofu stand auch mehrmals wöchentlich auf unserem Speiseplan. Außerdem hatte ich gehört, dass der Verzehr von Sojaprodukten das Risiko erhöht, an Krebs zu erkranken. Dass Soja Östrogen enthält, ist ein Vorurteil, das sich sehr hartnäckig hält. In meinen Ernährungsberatungen erlebe ich immer wieder, dass eine große Angst vor der vielseitigen Bohne herrscht. So teilte mir eine Klientin ihre Sorge mit, dass sich die enthaltenen Hormone negativ auf die Entwicklung ihres Sohnes auswirken könnten, der sich gerade in der Pubertät befand, wie zum Beispiel, dass er später oder überhaupt nicht in den Stimmbruch kommt.

An dieser Stelle kann ich Entwarnung geben. Soja enthält kein Östrogen, sondern Isoflavone, sekundäre Pflanzenstoffe, die dem menschlichen Östrogen zwar ähneln, nicht jedoch identisch mit ihm sind. Das Gerücht, dass Männern von einem übermäßigen Sojaverzehr Brüste wachsen könnten oder ihre Fruchtbarkeit vermindert werden könnte, konnten Studien nicht bestätigen. Nicht einmal hochdosierte Isoflavon-Präparate hatten einen Einfluss auf den männlichen Östrogenspiegel.[73] In Studien konnten bislang keinerlei negative Auswirkungen auf den Körper nachgewiesen werden. Ganz im Gegenteil. In einer chinesischen Metastudie wurden 16 Studien im Hinblick auf ihre Daten analysiert. Insgesamt nahmen 648 000 Frauen teil, bei denen es 11 169 Brustkrebsfälle gab. Das Ergebnis der Kohortenstudie war, dass das Brustkrebsrisiko nicht bei einem mäßigen Sojaverzehr sinkt, wohingegen ein hoher Verzehr von Lebensmitteln auf Sojabasis mit einem geringeren Risiko verbunden ist, an Brustkrebs zu erkranken.

Darf man als Veganer:in Ersatzprodukte essen?

Es gibt viele Gründe, sich für eine vegane Lebensweise zu entscheiden. Man möchte nicht für den Tod und das Leid von Tieren verantwortlich sein, man möchte der Umwelt weniger schaden oder gesünder leben. Einem kleinen Teil der Veganer:innen schmecken tierische Produkte vielleicht auch einfach nicht. Nun habe ich aus unserem entfernteren Umfeld tatsächlich schon gehört, es sei unlogisch, dass man einerseits auf tierische Produkte verzichten wolle, dann aber hochverarbeitete Produkte esse, die den Geschmack tierischer Produkte nachahmten. Dann könne man doch gleich das tierische Produkt essen oder solle gefälligst ganz darauf verzichten. Das sei zudem gesünder als diese ganze Chemie.

Diese Argumentation habe ich noch nie verstanden. Nur weil ich mich dazu entschieden habe, aus verschiedenen Gründen tierische

Produkte zu vermeiden, hat sich doch nicht automatisch mein Geschmackssinn verändert. Ganz ehrlich – da esse ich lieber eine Tofuwurst, die ein paar Zutaten mehr enthält (und trotzdem noch weniger ungesund ist), als eine tierische. Wenn ich die Wahl habe zwischen zwei Produkten, die nahezu identisch schmecken, mit dem Unterschied, dass das eine aus Pflanzen, das andere aus Tieren und ihren Produkten hergestellt wurde, gibt es für mich kein Argument, das den Verzehr des tierischen Produktes rechtfertigen könnte. Zu der Argumentation, dass Veganer:innen nichts konsumieren sollten, was tierische Produkte imitiert, passt auch die Diskussion um das Wort »Pflanzenmilch« hervorragend.

Laut eines Urteils des Europäischen Gerichtshofs von 2017 dürfen Hersteller veganer Produkte keine Bezeichnungen wie Milch, Butter, Käse oder Joghurt verwenden. Dies könne zu Verwirrungen seitens der Verbraucher:innen führen. Dass in Bärchenwurst keine Bärchen drin sind oder Fruchtzwerge suggerieren, sie enthielten Obst (ihr Fruchtgehalt liegt bei weniger als 10 Prozent) und vielleicht sogar Zwerge, führt ironischerweise nicht zu Gerichtsurteilen, die auf eine eindeutige Produktbenennung bestehen. Mich beschleicht der Eindruck, dass die Politik versucht, es der veganen Industrie besonders schwer zu machen. Doch welches Interesse könnte dahinterstecken?

Dass auch die Politik von der Landwirtschaftslobby unterwandert ist, zeigt folgendes Beispiel: Der Politiker Albert Stegemann, im Nebenerwerb Landwirt, gibt in seinen Nebeneinkünften für die Legislaturperiode 2017–2021 siebenstellige Beträge an.[74] Er ist Mitglied im Ausschuss für Ernährung und Landwirtschaft. In diesem Ausschuss geht es unter anderem auch um Themen wie eine artgerechte Nutztierhaltung und das Tierwohl. Meiner Meinung nach kommt es da zu einem massiven Interessenkonflikt. Ein Politiker, der solch horrende Umsätze mit seinem landwirtschaftlichen Betrieb erzielt, dürfte nach meinem Empfinden nicht an Entscheidungen in ebendiesem Bereich beteiligt werden. Denn ganz offensichtlich nimmt die Milchindustrie die Pflanzendrink-Industrie als ernst zu nehmende Konkurrenz wahr. Nicht umsonst hat die Milchindustrie die »Initiative Milch« gestartet. In dieser Initiative wird für Kuhmilch als angeblich wertvolles Nahrungsmittel geworben. Das Ganze geht sogar so weit, dass Influencer:innen mit großer Reichweite hohe Summen gezahlt werden, um Werbung für den Konsum von Kuhmilch zu machen. Ist das nicht verrückt? Offenbar hat die Milchindustrie Sorge, dass sich das Image der Kuhmilch weiter verschlechtern könnte. Denn während der Konsum von Kuhmilch seit Jahren rückläufig ist, steigt der Konsum von Pflanzendrinks rasant an.

Übrigens werden gerade Pflanzendrinks auch von vielen Flexitarier:innen gekauft. Sie sind häufig der erste Schritt hin zu mehr pflanzlichen Produkten auf dem Speiseplan. Und das Schöne dabei: Für jedes pflanzliche Produkt, das im Einkaufswagen landet, bleibt ein tierisches Produkt im Regal stehen. Gerade für flexitarisch lebende Menschen ist der Geschmack besonders wichtig. Sie sind noch nicht so weit, dass sie aus tiefster Überzeugung auf tierische Produkte verzichten wollen, geben pflanzlichen Produkten jedoch eine Chance. Voraussetzung ist, dass sie gut schmecken und im Idealfall sehr nah an das tierische Original herankommen. Ersatzprodukte haben also durchaus ihre Berechtigung und helfen vielen Menschen ganz nebenbei, auf eine pflanzliche Ernährung umzusteigen.

HERAUSFORDERUNGEN IN EINEM VEGANEN ALLTAG

Vegan essen im Restaurant

Restaurantbesuche waren für mich immer eine willkommene Abwechslung vom alltäglichen Essen zu Hause. Das hat sich geändert, seitdem ich mich vegan ernähre, denn gerade hier auf dem Land wird oft nicht einmal ein vegetarisches Gericht angeboten. Als mein Mann, die Kinder und ich an unserem Hochzeitstag ein gehobenes Restaurant besuchten, waren wir überrascht, dass es auf der Karte sogar ein veganes Gericht gab: Süßkartoffel-Pommes mit Gemüsebratlingen und Mango-Kokos-Dip. Die Vorfreude war groß, wich allerdings schnell Enttäuschung, als das Essen schließlich vor uns stand. Die Portion war sehr überschaubar, und bis auf die Salatdeko am Tellerrand bestand das Essen ausschließlich aus Fertigprodukten. Es gab nicht einmal ein veganes Salatdressing – das sollten wir uns aus Essig und Öl selbst mischen.

Es ist mir ein Rätsel, warum gelernte Köch:innen häufig nicht in der Lage sind, ein kreatives Gemüsegericht zuzubereiten. Ich fühlte mich schon oft als Gast zweiter Klasse. Wenn es kein veganes Gericht auf der Karte gibt, habe ich eine Notfall-Lösung: Pommes frites mit Ketchup und einem gemischten Salat. Mit echtem kulinarischem Genuss hat das leider wenig zu tun, was dazu führt, dass ich kaum noch essen gehe. Wenn ich einmal in einer Großstadt bin, ist dagegen die Freude groß. Dort gibt es zum einen eine größere Vielfalt, und zum anderen sind die Küchen schon wesentlich mehr auf Veganer:innen eingestellt.

Bevor ich meine veganen Restaurant-Tipps mit dir teile, eines vorweg: Auch wenn kein pflanzliches Gericht auf der Speisekarte steht, lohnt es sich immer, in der Küche danach zu fragen. Oft wird man zum Beispiel mit einem leckeren Kartoffel- oder Nudel-Gericht mit gegrilltem Gemüse überrascht. Das hat so gut wie jede Küche ohnehin vorrätig. Ich habe die Erfahrung gemacht, dass die Bedeutung von »vegan« manchmal gar nicht bekannt ist. Um auf Nummer sicher zu gehen, dass wirklich nichts Tierisches in meinem Essen enthalten ist, frage ich einfach nach etwas ohne Fleisch, Milchprodukte (auch Butter) und Ei. Damit ist man auf der sicheren Seite. Der positive Nebeneffekt des Nachfragens: Je mehr Menschen nach veganen Alternativen fragen, umso mehr wird sich das Angebot danach ausrichten. Stell dir vor, niemand, der sich vegan ernährt, würde seine Wünsche äußern. Wie sollen die Gastronomen dann davon erfahren?

Meine Tipps für einen veganen Restaurantbesuch:

Italienische Küche: Bruschetta, gemischte Salate mit Essig-Öl-Dressing, Spaghetti Napoli, Penne all'Arrabiata, Pasta Aglio e Olio, Pizza mit Gemüse, ohne Käse (schmeckt deutlich besser, als sich vermuten lässt), Sorbet-Eis

Indische Küche: Dal, Naan-Brot, Tandoori-Gerichte, Curry-Gerichte (hier sollte man vorher nachfrage, ob sie Sahne oder Paneerkäse enthalten), Samosas (gefüllte Teigtaschen, auch hier zur Sicherheit noch mal nachfragen), Chutneys

Japanische Küche: Sushi, Onigiri (gefüllte und frittierte Reisbällchen, hier vorher nach der Füllung fragen), Miso-Suppe, Wakame (Salat aus Algen), Mochi-Eis (es gibt pflanzliche Varianten, die mit Sorbet-Eis gefüllt sind)

Griechische Küche: Brot mit Oliven, gefüllte Weinblätter (es gibt auch eine Variante mit Hackfleisch, also besser vorher nachfragen), Jemista (gefüllte Paprikaschoten; auch hier vorher sagen, dass man sie ausschließlich mit Reis gefüllt haben möchte), gefüllte Auberginen mit Zwiebeln und Knoblauch

Thailändische Küche: viele verschiedene Currygerichte, Sommerrollen

Wenn sich die Verdauung meldet

Kennst du das Sprichwort: »Jedes Böhnchen gibt ein Tönchen«? Die Umstellung auf eine vegane Ernährung kann nicht nur psychisch zur Herausforderung werden, sondern auch physisch. Denn nun ernährst du dich zu 100 Prozent von Pflanzen. Man kann sagen, du hast dich vom Omnivoren zum Herbivoren entwickelt (wissenschaftlich gesehen stimmt das natürlich nicht – aber praktisch gesehen gehörst du nun zur Gattung der Pflanzenfresser).

Pflanzen enthalten einen Bestandteil, den tierische Produkte nicht vorweisen können. Es handelt sich um Ballaststoffe. Ballaststoffe sind langkettige Kohlenhydrate, die unser Körper nicht verdauen kann. Sie werden also beim Gang auf die Toilette wieder ausgeschieden. Die Aufnahme von Ballaststoffen hat viele positive Effekte auf unsere Gesundheit. Sie erhöhen das Nahrungsvolumen und sorgen für ein Sättigungsgefühl, ohne dabei Kalorien zu enthalten. Studien haben gezeigt, dass Ballaststoffe einen positiven Einfluss auf die Höhe des Cholesterinspiegels haben. Sie binden Gallensäuren und schleusen das darin enthaltene Cholesterin aus dem Körper. Der Körper muss neue Gallensäure bilden, für die er Cholesterin benötigt, was schließlich zu einer Senkung des Spiegels führt.[75] Überdies senkt die Aufnahme von ausreichend Ballaststoffen das Risiko, an Darmkrebs zu erkranken. Denn die Ballaststoffe binden das Wasser im Darm, was zu einem erhöhten Stuhlvolumen führt. Das wiederum regt die Darmbewegung an, und der Stuhl verweilt kürzer im Darm. So kommen krebserregende Stoffe nicht so lange Zeit mit der Darmschleimhaut in Berührung.

Alles rund um das Thema Darm wird noch häufig tabuisiert. Das Normalste der Welt ist vielen Menschen unangenehm, doch ich möchte hier ganz offen sein: Wenn du dich für eine pflanzliche Ernährung entscheidest, wird sich einiges in deinem Verdauungstrakt verändern. Durch das erhöhte Stuhlvolumen muss man einfach häufiger zur Toilette. Diesen Umstand empfinde ich nicht als störend, zumal er ein schöner Indikator dafür ist, ob man ausreichend Obst und Gemüse gegessen hat. Übrigens empfiehlt die Deutsche Gesellschaft für Ernährung eine tägliche Ballaststoffzufuhr von 30 Gramm pro Tag. Wenn du dich an die drei Portionen Gemüse und zwei Portionen Obst pro Tag hältst und zu Vollkornprodukten statt Weißmehl greifst, kannst du diese Menge spielend erreichen.

Ein Umstand, der weitaus lästiger sein kann als vermehrte Stuhlgänge, ist ein Blähbauch, der durch eine ungewohnt hohe Menge an Ballaststoffen entstehen kann. Oft kann die vermehrte Luft im Bauch zu Bauchschmerzen führen. Das Risiko ist besonders dann hoch, wenn du deine Ernährung von heute auf morgen statt in kleinen Schritten umstellst. Der Darm braucht erst eine Weile, um sich an die erhöhte Menge an Ballaststoffen zu gewöhnen. Die folgenden Tipps helfen dir dabei, deinen Darm schonend an deine neue Ernährungsweise zu gewöhnen:

1. Steigere die tägliche Ballaststoffmenge in kleinen Schritten. Idealerweise erhöhst du deine tägliche Aufnahme um 5 Gramm pro Woche. Das entspricht zum Beispiel der Menge, die in 50 Gramm Haferflocken enthalten ist.
2. Denke daran, ausreichend zu trinken. Sonst kann eine erhöhte Ballaststoffmenge zu Verstopfung führen.
3. Trockene Hülsenfrüchte sind besser verträglich als Hülsenfrüchte aus der Konserve. Wenn du die Hülsenfrüchte zusätzlich über Nacht

einweichst, sind sie leichter verdaulich. Ein schöner Nebeneffekt: Durch das Einweichen wird Phytinsäure abgebaut, und Nährstoffe wie Eisen und Zink können besser vom Körper aufgenommen werden.

4. Beim Kochen von Hülsenfrüchten verbessert die Zugabe eines Teelöffels Natron die Verdaulichkeit.
5. Geschälte Hülsenfrüchte, wie beispielsweise rote Linsen oder Schälerbsen, sind leichter verdaulich.
6. Auch mit Kräutern kann man Blähungen entgegenwirken. So haben sich Kümmel, Anis, Fenchel, Thymian, Dill und Bohnenkraut als lindernd erwiesen.
7. Vollkornbrot enthält ebenfalls viele Ballaststoffe. Hier kannst du zunächst auf Brot aus fein gemahlenem Vollkorn setzen. Denn Vollkornbrot beutetet nicht, dass Körner enthalten sein müssen. Zur Herstellung des Mehls wurden lediglich ganze Körner gemahlen.
8. Kaue dein Essen gründlich und versuche, langsam zu essen. Das unterstützt den Darm bei seiner Arbeit.

Vegan, veganer, am vegansten

Zu Beginn meiner veganen Reise war ich felsenfest von meinem Vorhaben überzeugt. Tierische Produkte sollten von nun an keinen Platz mehr in meinem Leben haben. Zumindest überwiegend. Dogmatisch wollte ich die Sache nicht angehen, und auf das Gefühl von Verzicht hatte ich keine Lust. Wenn ich im Restaurant war, gab ich mich anfangs auch mit vegetarischen Gerichten zufrieden, und beim Einkaufen wanderte der ein oder andere Milchschokoladenriegel über das Kassenband. Ich konnte damit leben, schließlich entsprach das meinem Vorhaben. Je länger ich mich (überwiegend) vegan ernährte, umso konsequenter wurde ich, und meine Ansichten festigten sich.

Das führte dazu – und das ist, wie ich zugeben muss, noch heute der Fall –, dass es mir manchmal kalt den Rücken herunterläuft. Und zwar immer dann, wenn ich in der Schlange an der Supermarktkasse stehe und sehe, was die Kund:innen vor mir so alles eingekauft haben: ein großer Beutel Hackfleisch oder eine Zehnerpackung Bratwürste aus dem Angebot zum Beispiel. Während ich mich noch vor vier Jahren darüber freute, wenn unserem Sohn eine Scheibe Schinkenwurst an der Fleischtheke in die Hand gedrückt wurde, bekomme ich heute eine Gänsehaut und kann nicht durch die Nase atmen, wenn ich an den Auslagen mit Bergen an Fleisch vorbeilaufe. Die Angebotsheftchen der Supermärkte und Discounter, die Fleisch zu Billigpreisen bewerben, tun ihr Übriges. In solchen Momenten versetzt es mir einen fühlbaren Stich, und mich überkommt ein Gefühl der Ohnmacht. Allzu gerne würde ich den Menschen die Augen öffnen, doch ich habe eines gelernt: Allein mit Argumenten kommt man in den meisten Fällen nicht weiter. Denn die Entscheidung, tierischen Produkten den Rücken zu kehren, muss aus unserer tiefsten Überzeugung heraus gefällt werden. Nur so sind wir in der Lage, unsere Ernährung nachhaltig und langfristig umzustellen.

Inzwischen ist eine überzeugte Veganerin aus mir geworden. Um Menschen zu inspirieren, bin ich auf Social Media sehr aktiv. Eine Bewegung innerhalb der veganen Szene – insbesondere auf Social Media – macht mich allerdings manchmal nachdenklich und auch traurig. Es geht darum, wer denn nun der bessere Veganer ist. So gibt es zum Beispiel Veganer:innen, die andere verurteilen, weil sie den neuen veganen Burger einer großen Fast-Food-Kette probiert haben oder Fleischersatzprodukte eines Großkonzerns kaufen statt von einer kleinen Biomanufaktur. Ich halte das für eine sehr ungünstige Herangehensweise. Denn was passiert, wenn wir andere Menschen für ihr Handeln kritisieren? Es sorgt in den meisten Fällen nicht für eine gesteigerte Sympathie, sondern eher für eine Abwehrhaltung.

Da geht die Bereitschaft zur Kommunikation leicht verloren. Das ist schade. Wir sollten stattdessen lieber mit positivem Beispiel vorangehen und uns an jedem kleinen Schritt erfreuen. So könnte man doch glücklich darüber sein, dass nun auch große Fast-Food-Ketten vegane Alternativen anbieten. Ja, sie sind an einer unglaublich grausamen Ausbeutung der Tiere maßgeblich beteiligt. Durch ihre Größe haben sie jedoch auch eine nicht außer Acht zu lassende Reichweite. So sprach zum Beispiel Jan Böhmermann in seinem Podcast mit Olli Schulz darüber, wie lecker der vegane Burger einer Burgerkette sei, und animierte mit großer Sicherheit einige seine Zuhörer:innen dazu, ihn einmal zu probieren (an dieser Stelle sei angemerkt, dass man tatsächlich keinen Unterschied zum tierischen Original schmeckt). Und in den Supermärkten sieht es ähnlich aus. Die Ersatzprodukte der großen Unternehmen stehen nun einmal im Kühlregal von mittlerweile jedem Supermarkt. Die großen Player sind es, die das Budget haben, Fernsehwerbung für ihre Produkte zur besten Sendezeit zu schalten.

Als ich nach längerer Fernsehabstinenz mal wieder Werbung schaute, fiel ich aus allen Wolken. Mindestens ein Drittel der Werbespots warb für vegane Produkte. Ist das nicht großartig? Ich habe mich sehr darüber gefreut, denn dadurch wird jeder, der Fernsehen schaut, darauf aufmerksam gemacht, dass vegane Produkte nun aus ihrer dunklen Ecke ins Rampenlicht gestellt werden. Und für dieses Marketing sind die großen Unternehmen verantwortlich. Ja, sie machen es mit Sicherheit überwiegend aus Profitgier und nicht der Umwelt oder den Tieren zuliebe. Aber spielt das eine Rolle? Das Ergebnis ist am Ende dasselbe. Aus Erfahrung weiß ich, dass dadurch sogar viele Mischköstler:innen zu veganen Alternativen greifen. Das ist doch eine unfassbar tolle Chance.

Ich kann gut verstehen, dass man Konzerne, die für viel Tierleid verantwortlich sind, nicht unterstützen möchte. Andererseits kann der Kauf ihrer tierfreien Produkte dazu führen, dass sie die Herstellung tierischer Produkte reduzieren. Und je größer das Unternehmen, umso größer ist auch sein Impact. Ich nenne an dieser Stelle gerne das Beispiel der Rügenwalder Mühle, ein ursprünglich großer Produzent von Fleisch- und Wurstwaren, der nun das Ziel anstrebt, die Produktion komplett auf vegan umzustellen. Denn sie haben festgestellt, dass ihre veganen Produkte gerne angenommen werden. Sie hatten die Ressourcen, viel Zeit und Geld in die Entwicklung wirklich leckerer Produkte zu investieren. Zu Beginn wurden die Produktentwickler:innen noch für ihre Idee mit vegetarischen und veganen Ersatzprodukten belächelt, heute schwenkt das komplette Unternehmen in diese Richtung um. Denn die Kund:innen sind von den Produkten begeistert.

Halten wir also fest: Eine vegane Ernährung sollte nicht in dem Wettbewerb »Wer ist der perfekte Veganer?« enden. Sie sollte Freude machen, und mit dieser Freude sollten wir die Menschen in unserem Umfeld anstecken. Dadurch kann man viel mehr Menschen erreichen als durch den Versuch, andere zu missionieren und sich selbst auf ein ethisches Podest zu stellen, von dem man auf sein Umfeld herabblickt. Ich finde, der Veganismus sollte das Vorurteil der unangenehmen Missionare abschütteln und vielmehr als eine Bewegung voller positiver Energie überzeugen.

Veganer:innen müssen zu 100 Prozent ethisch korrekt leben

Wenn du dich dazu entscheidest, auf tierische Produkte zu verzichten, wird sich einiges für dich verändern. Dabei spreche ich nicht nur von deiner Einstellung und deinen Gewohnheiten, sondern auch von deinem näheren und weiter entfernten Umfeld. Es ist gar nicht so unwahrscheinlich, dass sich die Wahrnehmung der Menschen dir gegenüber verändern wird. Ich kann mich an eine Situation erinnern, in der ich in meiner Instagram-Story eine Aufnahme unseres Wocheneinkaufs gezeigt habe. Das Obst und Gemüse war teilweise in Plastik verpackt, und mich erreichten mehrere Nachrichten, dass in Plastik verpackte Lebensmittel nicht zu meinem veganen Lebensstil passten. Moment mal, was hat denn nun Plastik mit meiner Ernährung zu tun? Und steht es anderen überhaupt zu, mich zu be- und verurteilen?

Ja, seitdem ich mich vegan ernähre, wird nicht nur mein Essverhalten bewertet, sondern mein komplettes Leben kritisch unter die Lupe genommen – und das nicht nur auf Social Media. Ob ich in den Urlaub fliege, Auto fahre oder in Plastik verpackte Lebensmittel einkaufe. Und leider kommt Kritik meist von Menschen, die selbst nur einen geringen Beitrag für die Umwelt leisten. Grundsätzlich ist natürlich nichts gegen Kritik einzuwenden. Mir hat sie schon einige Male sehr weitergeholfen und mich zum Nachdenken angeregt. Seit meiner Ernährungsumstellung setze ich mich kritischer denn je mit meinem Konsumverhalten auseinander. Nicht selten zerbreche ich mir den Kopf über scheinbar geringe Details und frage mich, ob sie nicht doch großen Einfluss haben. So gehe ich beispielsweise fast immer im nahe gelegenen Supermarkt einkaufen. Mit nahe gelegen meine ich, dass er tatsächlich nur 3 Minuten mit dem Auto entfernt ist. Da könnte gleich die Frage aufkommen: »Warum fährst du die kurze Strecke mit dem Auto? Du könntest doch stattdessen laufen.« Ja, das ist richtig. Das könnte ich machen. Doch ich wäge bei meinen Entscheidungen auch ab, wie praktisch es ist. Und mit zwei Kleinkindern kann ich meinen Wocheneinkauf, den ich nur einmal in der Woche erledige, nicht alleine zu Fuß bewältigen.

Nun bin ich im Supermarkt angekommen, und dort wartet die nächste Herausforderung auf mich – das Obst- und Gemüseregal. Die Bioprodukte sind zum großen Teil in Plastik eingeschweißt, wohingegen ich das Obst und Gemüse aus konventionellem Anbau unverpackt kaufen könnte. Was ist nun besser? Fragen, über die ich mir den Kopf zerbreche und dabei nicht weiterkomme. Doch bewertet wird nur das, was am Ende sichtbar ist. Das Plastik. Nicht der Prozess, der dahintergestanden hat.

So wurde mein Mann mit der Aussage konfrontiert: »Wenn du jetzt vegan lebst, darfst du auch deinen Ledergürtel nicht mehr tragen.« Wohlgemerkt von jemandem, der von sich selbst sagt, er sei ein »genetischer Fleischfresser«. Wer behauptet, dass man als Veganer:in seine alten Kleidungsstücke aus Wolle oder Leder nicht auftragen darf? Wäre es nicht wesentlich weniger nachhaltig, diese Kleidungsstücke zu entsorgen oder weiterzureichen und sich stattdessen etwas Neues zu kaufen? Diese Fragen sind auch für mich unglaublich schwierig zu beantworten. Denn ist es nicht so, dass ich mit dem Tragen einer Lederjacke zu der Entstehung eines Bilds beitrage, in dem das Tragen von Tierhäuten Teil der Normalität ist? Du siehst schon: Das sind Auseinandersetzungen mit Themen, die mich in meinem Alltag ständig begleiten.

Aber es ist an mir allein, mir diese Fragen zu stellen, und kein Außenstehender hat das Recht, mir aufgrund meiner Ernährungsweise Vorhaltungen zu machen. Denn umgekehrt möchten diese Menschen auch nicht von mir zum Veganismus missioniert werden. Respekt und Akzeptanz sind daher für ein friedvolles Miteinander unabdingbar.

Wenn man einmal begonnen hat, sich mit seinem Konsumverhalten und seinem Verhalten der Umwelt und den Tieren gegenüber auseinanderzusetzen, wird man die Welt mit anderen Augen sehen und beginnen, sich in vielen Bereichen rücksichtsvoller zu verhalten. Und das ganz ohne das Zutun anderer. Ich hatte zum Beispiel mein Leben lang Angst vor großen Spinnen. Nicht selten fielen sie dem Staubsauger oder meiner Schuhsohle zum Opfer. Mittlerweile hat sich das grundlegend verändert. Ich habe auch vor Spinnen einen tiefen Respekt, und selbst wenn in unserem Wohnzimmer eines der großen haarigen Exemplare sitzt, kann ich es ganz ruhig in ein Glas befördern und in den Garten setzen. Noch absurder ist es mit Mücken geworden. Vor Kurzem saß solch ein kleiner Blutsauger an der Wand in unserem Treppenhaus. Ich überlegte kurz, die Mücke zu töten, doch dann hatte ich Mitleid und ließ sie einfach dort sitzen. Schließlich wollte sie ja auch nur leben.

Lasst uns auf die Ausgangsfrage zurückkommen: Müssen Veganer:innen zu 100 Prozent ethisch korrekt leben? Ich denke, wichtig ist vor allen Dingen, dass man sein Verhalten der Natur und ihren Bewohnern gegenüber reflektiert, ganz unabhängig von der eigenen Ernährungsweise. Das sollte jedoch nicht darin enden, dass man an nichts mehr Freude findet, weil man sein Handeln bis ins kleinste Detail zerdenkt. Der Weg zu einem nachhaltigen Leben ist ein Prozess, der oft sogar ein Leben lang andauern kann. Man lernt dazu, legt alte Gewohnheiten ab und schlägt neue Wege ein. Dieser Prozess soll vor allem eines: Freude machen. Denn so halten wir an unserem Ziel fest. Dinge, die wir heute noch nicht umsetzen wollen oder können, gelingen uns vielleicht wenige Monate später, und bis dahin sind wir viele weitere kleine Schritte gegangen. Sich vegan zu ernähren, ist dabei ein ganz großer Schritt, denn wie wir wissen, hat unsere Ernährung den größten Einfluss auf unsere Umwelt und das Wohl der Tiere. Und wie sagt ein afrikanisches Sprichwort so schön? Viele kleine Leute, die an vielen kleinen Orten viele kleine Dinge tun, können das Gesicht der Welt verändern.

Veränderungen machen sich bemerkbar

Im März 2019 habe ich nicht nur meine Ernährung verändert, sondern mein ganzes Leben. Ich betrachte die Welt nun mit völlig anderen Augen. Auch wenn ich mich immer als umweltbewussten Menschen empfunden habe, fühlt es sich jetzt anders an. Anders, weil ich aufgehört habe, Dinge zu beschönigen und zu verdrängen. Anders, weil ich der Realität nun ins Auge blicke, und anders, weil ich mein Verhalten kritischer hinterfrage als zuvor. Wenn man jeden seiner Schritte hinterfragt und sein Konsumverhalten ständig reflektiert, kann das anstrengend sein. Gleichzeitig habe ich das Gefühl, durch diesen Prozess mehr und mehr zu meiner inneren Mitte zu finden. Ich bemerke, dass jährliche Fernreisen und wöchentliche Shoppingtouren keinen wesentlichen Beitrag zu meinem persönlichen Glück leisten, sondern dass es auf ganz andere Dinge ankommt. Zum Beispiel auf die Gesundheit unseres Planeten und auf eine schöne und lebenswerte Zukunft für meine Kinder.

Doch die Ernährungsumstellung hat nicht nur mental einiges in mir verändert, auch körperlich konnte ich im Laufe der Monate Veränderungen feststellen. Zu Beginn verschlechterte sich mein Hautbild. Gerade im Gesicht hatte ich für meine Verhältnisse viele Unreinheiten, doch das legte sich glücklicherweise nach kurzer Zeit wieder. Es ist nicht so, dass ich je ernst zu nehmende Schwierigkeiten mit meiner Haut gehabt hätte, doch seitdem ich keine tierischen Produkte mehr esse, ist mein Hautbild besser als je zuvor. Übrigens haben Studien tatsächlich gezeigt, dass insbesondere der Konsum von Milchprodukten die Entstehung von Akne begünstigt. Auslöser soll weniger das enthaltene Fett, sondern vielmehr das Milcheiweiß sein. Das wiederum treibt die Produktion bestimmter Hormone an und enthält Wachstumsfaktoren, die die Talgproduktion anregen.[76] Wen wundert es? Die Zusammensetzung von Kuhmilch ist eben auf die Bedürfnisse eines Kälbchens abgestimmt und nicht auf die von erwachsenen Menschen.

Nicht nur meine Haut ist reiner geworden, auch mein Schlaf hat sich verbessert. Ich schlafe schneller ein und schlafe tiefer – sofern es meine beiden kleinen Kinder zulassen. Denn dadurch, dass ich unsere Speisen ohne tierische Produkte zubereite, sind sie leichter verdaulich, und mein Körper ist nachts nicht so sehr mit Verdauungsprozessen beschäftigt.

Ein weiterer Punkt, der dich interessieren dürfte, wenn du gerne Sport treibst, ist die Regeneration. Zugegeben, ich war nie ein besonders sportlicher Mensch, aber seit einigen Monaten habe ich überraschenderweise eine konstante Routine gefunden, und dabei ist mir etwas aufgefallen. Obwohl ich regelmäßig Work-outs machte, die mich an meine körperliche Leistungsgrenze brachten, hatte ich kaum Muskelkater. Das sah zu meinen mischköstlichen Zeiten noch ganz anders aus. Falls du selbst gerne Sport treibst, solltest du jetzt die Ohren ganz besonders gut spitzen. Forschende fanden nämlich heraus, dass Sportler:innen, die sich überwiegend pflanzlich ernährten, tatsächlich mit kürzeren Erholungsphasen, einer besseren Herzgesundheit und einer höheren Leistungsfähigkeit rechnen dürfen. So lässt sich die verbesserte Regenerationsfähigkeit unter anderem damit erklären, dass der Blutfluss und die Sauerstoffversorgung des Gewebes erhöht und gleichzeitig oxidativer Stress und Entzündungsprozesse im Körper gemindert werden.[77]

Ich merke regelmäßig, wie gut meinem Körper die vegane Ernährung tut. Noch nie fühlte ich mich körperlich fitter und gesünder.

VEGANER ALLTAG LEICHT GEMACHT

Ausgewogene Ernährung – so klappt's

Die Flut an Informationen kann einen manchmal ganz schön überfordern. Doch mit ein bisschen Übung wird dir die neue Ernährungsweise bald in Fleisch und Blut übergehen. Als Orientierungshilfe in deinem veganen Alltag kannst du die Mahlzeiten-Checkliste nutzen. Wenn du sie beachtest, kann nicht mehr viel schiefgehen. Mach dir keine Sorgen, wenn es mal Tage gibt, an denen du die Punkte aus der Checkliste nicht erfüllst, denn das wird nicht gleich zu einem Nährstoffmangel führen. Wichtig ist, dass der überwiegende Teil deiner Ernährung die aufgeführten Punkte berücksichtigt. Darüber hinaus solltest du dein Blut einmal pro Jahr untersuchen lassen. Das ist sinnvoll, um die Höhe der Nahrungsergänzungsmittel individuell zu dosieren und genau an die Bedürfnisse deines Körpers anzupassen.

1. Obst oder Gemüse, am besten so bunt wie möglich.
2. Gesunde Kohlenhydrate wie beispielsweise Vollkornprodukte, Kartoffeln, Reis oder Hirse.
3. Hülsenfrüchte oder Milchalternativen; dazu gehören Konserven, trockene Hülsenfrüchte, Tofu, Tempeh und trockene Soja- oder Erbsenschnetzel. Zu den Milchalternativen gehören Pflanzendrinks, die im Idealfall mit Kalzium angereichert sind, pflanzlicher Joghurt sowie pflanzlicher Frischkäse und Quark.

4. Gesunde Fette und Öle. Dazu zählen Nüsse und Nussmuse sowie beispielsweise Raps-, Oliven- und Leinöl.
5. Frische Kräuter wie Petersilie, Schnittlauch, Minze, Oregano oder Thymian.

Beachtest du diese Komponenten in deinen Mahlzeiten, bist du mit vielen Vitaminen, Mineralstoffen, sekundären Pflanzenstoffen und Ballaststoffen versorgt.

HIER EIN BEISPIEL, WIE EIN GESUNDER TAG FÜR DICH ALS VEGANER:IN AUSSEHEN KÖNNTE:

Frühstück:
Sojajoghurt mit Fünfkorn-Flocken, Leinsamen, Nussmus, Beeren, Banane und Apfel

Mittagessen:
Vollkornspaghetti mit Linsenbolognese und Basilikum

Abendessen:
Vollkornbrot mit veganem Kräuterquark und einem Rohkostteller mit Hummus

Zwischendurch kannst du zu Obst und Gemüse greifen, und wenn dich mal Heißhunger auf etwas Süßes überkommt, habe ich ein leckeres Rezept für eine gesunde Nascherei. Die Energiebällchen schmecken nämlich nicht nur süß, sondern enthalten zudem noch eine Menge Nähr- und Ballaststoffe. Das macht sie um ein Vielfaches gesünder als ein einfaches Stück Schokolade.

Apfel-Zimt-Energiebällchen

Du brauchst für ca. 15 Bällchen:

- 80 g softe Apfelringe
- 150 g Medjool-Datteln
- 100 g Mandeln
- 100 g Haferflocken
- 1 TL Zimt
- Mandelmus

So geht's:

1. Entkerne die Datteln und gib alles bis auf das Mandelmus in einen Hochleistungsmixer, zerkleinere es auf höchster Stufe.
2. Gib die Masse in eine Schüssel und nimm jeweils eine esslöffelgroße Menge heraus, die du etwas weich knetest.
3. Nun formst du eine Mulde, gibst eine Löffelspitze Mandelmus hinein und verschließt die Masse zu einer Kugel.
4. Die Bällchen halten sich im Kühlschrank mindestens 2 Wochen.

Lass es dir schmecken!

Essen bei Freunden oder Familie

Entscheidet man sich für eine vegane Lebensweise, sollte man sich im Klaren darüber sein, dass diese Entscheidung auch das soziale Umfeld beeinflusst. Denn wenn man diesen Lebensstil außerhalb seiner eigenen vier Wände leben möchte, muss sich auch das soziale Umfeld darauf einstellen. Spätestens wenn man Omas Sonntagsbraten oder Käsekuchen dankend ablehnt, könnte das zu Unmut führen.

Ich bin ein großer Freund der offenen Worte. Deswegen habe ich gezielt das Gespräch zu den Menschen aus meinem engsten Umfeld gesucht und ihnen von unserer Entscheidung erzählt. Obwohl durchaus Verständnis für die Hintergründe unserer Entscheidung vorhanden war, machte sich vereinzelt Verunsicherung breit. Was sollte denn nun für uns gekocht werden, wenn wir zu Besuch kamen? Alleine dieser Faktor, dass sich von nun an Freunde und Familie den Kopf über unser Essen zerbrechen mussten, war mir unangenehm. Schließlich war es ja unsere Entscheidung, und ich wollte nicht erwarten, dass überall Rücksicht auf uns genommen wurde. Meine Lösung, um es den Gastgeber:innen so leicht wie nur möglich zu machen, ist, dass ich anbiete, das Essen für uns mitzubringen. Das erweist sich als besonders hilfreich bei größeren Familienfeiern wie Geburtstagen, an denen ohnehin jeder etwas mitbringt.

An dieser Stelle eine kleine Randnotiz: Ich habe die Erfahrung gemacht, dass vegane Speisen besonders gerne probiert werden, denn viele Menschen haben sonst keine Berührungspunkte mit veganem Essen und sind neugierig. Wenn das Mitgebrachte dann auch noch gut schmeckt, ist es schneller verputzt, als man selbst satt ist. Deswegen lohnt es sich auf jeden Fall, eine große Portion mitzubringen. Falls doch etwas übrig bleiben sollte, kann man am nächsten Tag noch davon essen.

Außerhalb von Familienfeiern, wenn wir uns also nur zu Kaffee und Kuchen am Wochenende treffen, bringe ich meistens einen Kuchen oder vegane Kekse und ein bisschen Sojamilch für meinen Kaffee mit. Familie und Freunde freuen sich, dass sie nichts vorbereiten müssen, und wir freuen uns, dass wir nicht in eine unangenehme Situation geraten, weil zum Beispiel doch etwas Tierisches im Kuchen enthalten ist. Denn wir müssen uns immer wieder bewusst machen: Nur weil wir wissen, auf welche Lebensmittel in einer veganen Ernährung verzichtet wird, können wir nicht voraussetzen, dass es auch alle anderen Menschen in unserem Umfeld wissen.

Wenn es um ein gemeinsames Abendessen mit Freunden im Restaurant geht, ist es vorteilhaft, wenn man selbst auswählt, wohin es gehen soll. So kann man sich im Vorfeld um ein Restaurant bemühen, das auch leckere vegane Gerichte anbietet, und muss nicht auf das Notfallgericht Pommes frites mit Ketchup und Salat zurückgreifen.

In den letzten Monaten waren Restaurantbesuche ja für uns alle oft nur eingeschränkt möglich. Wir bevorzugen es seitdem, Besuch zu uns einzuladen. Ich mache daraus gerne eine kleine Challenge für mich selbst. Mein Ziel: Ich möchte meine Gäste überraschen, wie lecker veganes Essen sein kann. Vegan zu leben ist, wie du weißt, nicht nur eine Ernährungsform, sondern eine Lebenseinstellung, von der ich aus tiefstem Herzen überzeugt bin. Deswegen gibt es kaum etwas Schöneres für mich, als anderen Menschen zu beweisen, dass man bei einer pflanzlichen Ernährung geschmacklich auf nichts verzichten muss. Denn die Angst vor Verzicht und Einschränkung ist für viele die größte Hemmschwelle. So hatten wir einmal Besuch von Freunden, die zum Abendessen blieben. Ich bereitete eine vegane Lasagne zu (die ich übrigens mit meinem leckeren selbst gemachten Käseersatz überbacken hatte). Als wir den ersten Bissen nahmen, war ich gespannt auf die Reaktionen und wurde nicht enttäuscht. Unser Freund, der weder vegetarisch noch vegan lebt, verkündete, dass es die leckerste Lasagne sei, die er je gegessen habe. Und das ganz ohne Fleisch und Käse.

Umgekehrt freue ich mich sehr, wie viel Mühe sich unser Umfeld gibt, Rücksicht auf unsere Ernährung zu nehmen. So waren wir im letzten Sommer zu Besuch bei meinen Großeltern. Sie überraschten uns mit einem komplett veganen Frühstück. Ja, meine Oma hatte sich sogar in die vegane Abteilung im Supermarkt begeben und einige Ersatzprodukte wie vegane Wurst und veganen Käse für uns gekauft. Mein Opa bekam allerdings ein Tellerchen mit echter Salami, da er den veganen Ersatzprodukten nicht so recht über den Weg traute. Als wir wenige Wochen später meine andere Oma und ihren Lebensgefährten besuchten, wurden wir erneut mit ausschließlich veganem Essen überrascht. Sogar einen veganen Erdbeerkuchen hatte sie für uns gebacken. Und was mich ganz besonders freute: Sie war so überrascht davon, wie schnell und einfach die Zubereitung des Kuchenteigs war, dass sie verkündete, ab sofort nur noch dieses Rezept zu verwenden. Denn dem Geschmack taten die fehlenden tierischen Zutaten keinen Abbruch.

Glücklicherweise ist unser Umfeld zum größten Teil sehr offen, rücksichtsvoll und reflektiert. Das hat dazu geführt, dass wir einige bereits für den Veganismus begeistern konnten. So lebt ein Teil meiner Familie und meiner engsten Freunde heute zum großen Teil vegan, was wundervoll ist, weil wir dieselbe Einstellung den Tieren und der Umwelt gegenüber teilen und uns austauschen können.

Meine Tipps für ein entspanntes Essen mit Familie und Freunden

1. Falls du deinen Entschluss, vegan zu leben, erst kürzlich gefasst hast, teile es deinem Umfeld mit, bevor du einen Besuch machst. So gibst du deinen Mitmenschen die Möglichkeit, sich auf die neue Situation einzustellen und Fragen zu stellen, und es fühlt sich niemand überrumpelt.
2. Wenn du eingeladen wirst, biete an, etwas zu essen mitzubringen. So muss sich der Gastgeber nicht den Kopf über ein veganes Gericht zerbrechen, und du gehst auf Nummer sicher, dass für dich garantiert etwas Veganes dabei ist.
3. Soll es ins Restaurant gehen, könntest du die Wahl treffen. So wird das Essen für alle Beteiligten zu einem angenehmen Erlebnis.
4. Hast du Lust, andere Menschen mit tollen veganen Gerichten zu inspirieren, lade deine Freunde und Familie zum Essen zu dir nach Hause ein.
5. Erwarte nicht, dass andere Rücksicht auf deine Ernährung nehmen. Gehe lieber einen Schritt auf andere zu und nimm es selbst in die Hand. Das vermeidet Konflikte.

Laut des Onlineportals Statista lebten im Jahr 2020 drei Prozent der deutschen Bevölkerung vegan.[78] Die Zahl wächst stetig, doch aktuell sind Veganer:innen noch die Ausnahme. Hast du beschlossen, deine Ernährung zu verändern, wird – so viel ist sicher – auch dein Umfeld darauf reagieren. Deswegen heißt es von nun an Farbe bekennen und selbstbewusst zu deiner Entscheidung stehen.

Möglicherweise werden sich Situationen ergeben, in denen du das Gefühl hast, anderen mit deiner Entscheidung auf die Füße zu treten. Um weiterhin entspannt mit Freunden und Familie essen zu können, hast du bereits einige Tipps erhalten. Dennoch gibt es nach drei Jahren auch bei mir noch Situationen, die ich als unangenehm empfinde. Zum Beispiel, wenn wir bei der Uroma unserer Kinder zum Kaffee eingeladen sind. Ich bringe natürlich einen Kuchen mit. Zum einen, damit sie weniger Arbeit hat, aber auch, damit wir nicht ihren Kuchen ablehnen müssen. Denn gerade die ältere Generation kann sich selbst nach ausführlichen Erklärungen oft nur wenig darunter vorstellen, was Veganismus eigentlich bedeutet. So waren wir an Weihnachten mit der ganzen Familie in einem Restaurant zum Mittagessen. Glücklicherweise gab es auch ein veganes Menü zur Auswahl, was wir auch für unsere Kinder bestellt hatten. Die waren jedoch so beschäftigt damit, das Restaurant zu erkunden, dass sie keine Zeit zum Essen fanden. Deshalb fragte mein Mann meinen Großvater, ob er etwas von der veganen Suppe der Kinder essen wolle. Er lehnte dankend mit der Begründung ab, vegan sei nicht sein Ding. An dieser Stelle sind Akzeptanz und Toleranz gefragt, auch wenn es manchmal schwerfällt, all die guten Argumente für sich zu behalten.

Dennoch macht man es sich und auch seinem Umfeld leichter, wenn man klar kommuniziert. Meiner Erfahrung nach funktioniert ein klärendes Gespräch zu Beginn deiner Umstellung am besten. Schwieriger für alle Beteiligten ist es, wenn du nicht geradlinig bleibst.

Das kann passieren, wenn du zu Beginn nicht konsequent vegan leben möchtest und es stattdessen nur zu Hause praktizierst. Ein solches Verhalten kann zu Verunsicherung und unnötigem Stress in deinem Umfeld und auch bei dir selbst führen. Wenn du klar in deiner Kommunikation bist, wird es dir zudem leichter fallen, deinen Standpunkt selbstbewusst zu vertreten.

Es wird immer Menschen geben, die mit deiner neuen Lebenseinstellung nicht klarkommen. Auch diese Erfahrung haben wir gemacht. Veganismus ist eben keine Ernährungsform, sondern eine Lebenseinstellung, und so, wie unser Umfeld von uns Akzeptanz für sein Verhalten einfordert, ist diese Einforderung von Akzeptanz auch unser Recht. Auf der einen Seite gibt es den glücklicherweise weitaus größeren Teil, der unsere Entscheidung akzeptiert. Und nicht nur das, einige beginnen sogar daraufhin, ihr eigenes Verhalten zu reflektieren und sich in kleinen Schritten von tierischen Produkten zu entfernen. Auf der anderen Seite gibt es aber auch einen kleinen Teil, der sich vielleicht sogar über diesen Schritt lustig macht und beginnt, hinter deinem Rücken schlecht über dich zu sprechen oder auch in deiner Anwesenheit über deine Entscheidung zu spotten.

Ganz bitter ist es natürlich, wenn so etwas nicht nur im Freundeskreis, sondern in der engsten Familie oder gar der eigenen Partnerschaft passiert. Wie verhält man sich in so einem Fall am besten? Zunächst solltest du abwägen, wie wichtig dir die Beziehung zu der betreffenden Person ist. Gibt es solche Verhaltensmuster auch außerhalb des Themas Veganismus? Kommt es vielleicht sogar regelmäßig vor, dass deine Entscheidungen, Gefühle oder Gedanken nicht ernst genommen und respektiert werden? Oft schon wurde ich von verzweifelten Menschen – in der Regel Frauen – um Rat gefragt, wie man das Dilemma lösen könne. Der meiner Meinung nach wichtigste Ansatz lautet »Respekt und Akzeptanz«. Das gilt für beide Seiten. So kann es passieren, dass sich Lisa dazu entschieden hat, vegan zu leben. Da sie meistens das Essen zubereitet, verkündet sie ihrem Partner, dass ab sofort keine tierischen Produkte mehr auf den Teller kommen. Ihr Partner Max entgegnet ihr, dass er »keine Lust auf den ekligen Fraß« habe. Er sei ein Mann und brauche deshalb »etwas Richtiges«. Und so ist der Streit über ein Thema entfacht, das nun im wahrsten Sinne des Wortes regelmäßig auf den Tisch kommt.

Es kann auch passieren, dass deine Mitmenschen der folgenden Argumentation folgen: »Ich esse nur wenig Fleisch und wenn, dann nur vom Biobauern aus dem Nachbarort.« Wenn du versuchst, dieses Argument zu entkräften, kommt es vor, dass sich dein Gegenüber angegriffen fühlt. Schließlich geht es um nichts Geringeres als das überflüssige Töten von Tieren. Und das ist den meisten Menschen durchaus bewusst. Deswegen sollte man im Vorfeld genau abwägen, ob sich eine Diskussion lohnt und welche Konsequenz es im schlimmsten Fall haben würde.

In den letzten Jahren bin ich sehr klar in meinen Entscheidungen geworden, wenn es um Menschen geht, die mir nicht guttun. Häufig ist das Thema der veganen Ernährung nur der Fingerzeig auf eine Vielzahl anderer zwischenmenschlicher Schwierigkeiten, die nun vermehrt ans Tageslicht kommen. Oftmals sind Beziehungen nicht aus einer tiefen emotionalen Verbundenheit heraus gewachsen, sondern aus oberflächlichem Alltagsgeschehen entstanden. Und interessanterweise kann es passieren, dass deine Ernährungsumstellung Charakterzüge von Menschen in deinem Umfeld ans Licht bringt, die dich nicht stärken, sondern negativ belasten.

Ein kleines Sprichwort lautet: Umgib dich mit Menschen, die zu deiner Zukunft passen, nicht zu deiner Vergangenheit. Manche von uns entwickeln sich weiter, andere bleiben lieber da stehen, wo sie gerade sind. Die, die sich weiterentwickeln, bewegen sich unter Umständen in eine andere Richtung, die sich von dem bis dahin gemeinsamen Weg entfernt. Dann müssen wir abwägen, ob es sich um eine Beziehung handelt, die uns trotzdem noch bereichert, oder nicht.

Grundsätzlich ist es nämlich überhaupt nicht schlimm, wenn man sich in verschiedene Richtungen entwickelt. Wichtig ist nur, dass man zu jeder Zeit die Werte des oder der anderen mit Respekt und Toleranz wertschätzt. Wenn das nicht gelingt, liegt es bei dir zu entscheiden, ob es Zeit ist, Abschied zu nehmen. Aus eigener Erfahrung kann ich dir jedoch berichten, dass es kaum etwas gibt, das einen mehr erfüllt, als sich mit Menschen zu umgeben, die die gleichen Werte teilen und denselben Blick auf das Geschehen auf unserer Erde haben. Das spendet Kraft und motiviert ungemein, auf diesem Weg zu bleiben.

Mit sich selbst im Reinen sein

Dein Entschluss steht fest. Tierische Produkte haben ab sofort keinen Platz mehr in deinem Leben. Ein Schritt, für den du dich selbst ruhig feiern darfst. Denn das ist etwas ganz Besonderes, wozu viel Mut gehört. Warum Mut? Du hast dein Handeln ehrlich reflektiert und aufgehört, Dinge, die unbestreitbar grausam sind, zu beschönigen. Das Hinschauen ist unangenehm und kann viele schmerzhafte Gefühle hervorrufen. Doch du bist standhaft geblieben, und das darf dich mit Stolz erfüllen. Stolz, dass du die Konsequenzen für dein Handeln übernimmst. Herzlichen Glückwunsch!

Ich habe mittlerweile viele Veganer und Veganerinnen kennengelernt, und weißt du, was? Niemand hat seinen Entschluss bereut. Du wirst sehen, dass es dir zunehmend besser gehen wird. Denn Körper und Geist werden in Einklang kommen. Das klingt jetzt etwas spirituell, doch ich kann dir aus eigener Erfahrung sagen, dass es unglaublich befreiend ist, wenn man sich mit vollkommen reinem Gewissen ernähren kann.

Ich will jedoch nicht verheimlichen, dass in Zukunft auch traurige

Momente auf dich zukommen werden, die dich mit Schmerz, Angst und Unverständnis erfüllen. Schmerz, wenn du das Gefühl hast, nur ein kleines Rädchen im großen System zu sein, das sich in eine völlig andere Richtung bewegt als du. Schmerz, weil du manchmal das Gefühl hast, ohnmächtig zu sein. Angst davor, was die Zukunft für uns und unsere Kinder bereithalten wird, und Unverständnis darüber, wie sich viele unserer Mitmenschen verhalten. Mir liefen schon so manches Mal die Tränen über die Wangen, wenn ein Tiertransporter an mir vorbeifuhr und ich in die traurigen Augen der Schweine blickte, in dem Wissen, dass sie nun ihre letzte Reise angetreten haben. Doch wir müssen uns bewusst machen, dass es okay ist, diesen Schmerz zu fühlen und ihn zuzulassen. Denn er bestärkt uns in unserem täglichen Handeln.

Wir sind vielleicht nur ein kleines Rädchen im großen System, aber indem wir uns in eine andere Richtung bewegen, stoßen wir auch andere Rädchen an. Du wirst sehen, dass sich bald ein paar Rädchen in deinem Umfeld in dieselbe Richtung bewegen werden wie du, und sie werden ebenso andere Rädchen anstoßen, sich mitzudrehen. Auch wenn unser Handeln auf den ersten Blick unbedeutend scheinen mag, so hat es doch eine große Wirkung, die wir nicht außer Acht lassen dürfen. Mach dir das immer wieder bewusst, wenn der Weltschmerz droht, dich zu übermannen.

Seitdem ich mich vegan ernähre, hat sich auch das Ernährungsverhalten der Menschen in meinem direkten Umfeld komplett verändert. Aber das ist nicht mein Verdienst. Vielleicht kamen sie durch mich ins Nachdenken, doch springen mussten sie ganz alleine. Und das ist doch die größte Herausforderung an der Sache. Die Konsequenzen aus seinem eigenen Handeln zu ziehen und ein neues Kapitel aufzuschlagen. So, wie auch du es machst. Ich danke dir für deinen Mut. Danke, dass du entschlossen bist, mit positivem Beispiel voranzugehen. Mit diesem Schritt wirst du die Welt ein Stückchen besser machen, und darauf darfst du stolz sein. Ich bin es in jedem Fall.

VEGANE REZEPTE – EINFACH UND NÄHRSTOFFREICH

Spaghetti bolognese

Du brauchst für vier Personen:

- 500 g Spaghetti
- 2 Zwiebeln
- 6 Tomaten
- 4 Knoblauchzehen
- 1 Tube Tomatenmark
- 500 ml Wasser
- 150 g Sojagranulat
- 1 TL Liquid smoke
- 2 EL Sojasoße
- 1 EL Balsamicoessig
- 2 TL getrockneten Oregano
- 1 TL Ahornsirup oder ein anderes Süßungsmittel nach Wahl
- Olivenöl
- Salz, Pfeffer

So geht's:

1. Schäle die Zwiebeln, halbiere sie und schneide sie in feine Streifen. Schneide die Tomaten in Scheiben und entferne dabei den Strunk.
2. Erhitze etwas Olivenöl in einer beschichteten Pfanne und brate die Zwiebeln etwa zwei Minuten kräftig darin an. Dann gibst du die Tomatenscheiben hinzu und lässt

das Gemüse zugedeckt bei mittlerer Hitze 15 Minuten köcheln. Zwischendurch umrühren.

3. Nun gibst du die restlichen Zutaten (bis auf die Spaghetti) hinzu und lässt es weiter zugedeckt köcheln. Die Knoblauchzehen werden nicht geschält und gehackt, sondern kommen ganz mit Schale in die Soße.
4. Jetzt setzt du die Spaghetti auf und kochst sie nach Packungsanweisung.
5. Sind die Spaghetti fertig, ist die Soße auch so weit. Schmecke sie noch einmal mit Salz, Pfeffer und einem Schuss Olivenöl ab. Wenn du möchtest, kannst du die mittlerweile weich gewordenen Knoblauchzehen mit einem Kochlöffel zerdrücken und anschließend herausnehmen. Das verleiht der Soße ein herrliches Aroma.

Lass es dir schmecken!

Maultaschenpfanne

Du brauchst für vier Personen:

- 2 Packungen vegane Maultaschen
- 1 Zucchini
- 200 g Champignons
- 1 Block Räuchertofu
- 1 Glas grüne dicke Bohnen
- 1 Zwiebel
- 1 Knoblauchzehe
- 1 Päckchen Hafersahne
- 1 EL gehackte Gartenkräuter
- 1 TL Senf
- Salz, Pfeffer
- Öl

So geht's:

1. Schneide die Maultaschen in Streifen, würfele die Zwiebel und den Tofu. Die Zucchini schneidest du ebenso wie die Champignons in Scheiben. Ziehe den Knoblauch ab und hacke ihn, die dicken Bohnen lässt du in einem Sieb abtropfen.
2. Erhitze etwas Öl in einer beschichteten Pfanne und brate die Zwiebel und den Knoblauch darin an. Dann gibst du die Maultaschen hinzu und brätst sie mit, bis sie ein wenig knusprig sind.
3. Gib das Gemüse mit in die Pfanne und brate es etwa 3–4 Minuten an, bevor du alles mit der Hafersahne ablöschst.
4. Nun kannst du mit Senf, Kräutern, Salz und Pfeffer würzen.
5. Lass das Ganze so lange köcheln, bis das Gemüse die gewünschte Konsistenz erreicht hat.

Lass es dir schmecken!

Kartoffelcurry mit Reis

Du brauchst für vier Personen:

- 300 g Basmatireis
- 6 mittelgroße Kartoffeln
- 1 Glas Kichererbsen
- 1 Dose Kokosmilch (400 ml)
- 1 Zwiebel
- 2 Knoblauchzehen
- 1 walnussgroßes Stück Ingwer
- 2 TL Garam Masala
- 1 TL Kurkuma
- 1 TL Paprikapulver
- 2 Frühlingszwiebeln
- Salz
- Öl
- nach Geschmack: ungesüßter pflanzlicher Naturjoghurt

So geht's:

1. Schäle die Kartoffeln, schneide sie in Stücke und koche sie für 15 Minuten in Salzwasser.
2. Lass die Kichererbsen in einem Sieb abtropfen, schneide die Zwiebel klein und hacke Ingwer und Knoblauch. Schneide die Frühlingszwiebeln in Ringe und stelle sie beiseite.
3. Erhitze nun etwas Öl in einer beschichteten Pfanne und brate die Zwiebel, den Knoblauch und den Ingwer darin an.
4. Gib das Garam Masala, den Kurkuma und das Paprikapulver hinzu und lösche es mit der Hälfte der Kokosmilch ab.
5. Nimm die Pfanne vom Herd und gare den Reis nach Packungsanweisung.
6. Gib den Inhalt der Pfanne in ein hohes Rührgefäß (Achtung: Gefäße aus Kunststoff können sich wegen des Kurkumas gelb verfärben!). Nun wird die Soße mit einem Pürierstab püriert.
7. Gieße die Kartoffeln ab, sobald die 15 Minuten vergangen sind.
8. Gib die pürierte Soße zurück in die Pfanne und füge die andere Hälfte der Kokosmilch sowie die Kartoffeln und die Kichererbsen hinzu.
9. Lass alles zugedeckt noch einmal 10–15 Minuten köcheln.
10. Gib etwas Reis mit Soße in einen tiefen Teller. Mit einem Klecks Joghurt und den Frühlingszwiebeln schmeckt es besonders frisch.

Lass es dir schmecken!

Linsensalat mit gegrilltem Gemüse

Du brauchst für vier Personen:

- 400 g trockene Linsen (Belugalinsen eignen sich besonders gut)
- 2 Paprika
- 2 Zucchini
- 2 rote Zwiebeln
- 4 Tomaten
- 2 Knoblauchzehen

- 8 EL Olivenöl
- 1 TL getrockneten Thymian
- 1 TL Kreuzkümmel
- 4 EL Essig
- 2 TL mittelscharfen Senf
- 2 TL Agavendicksaft
- 1,5 TL Salz
- Pfeffer

So geht's:

1. Koche die Linsen mit der doppelten Menge Wasser ungefähr 30 Minuten. Am besten probierst du sie zwischendurch, denn sie sollten auf keinen Fall zu weich werden.
2. Halbiere die Zucchini längs und schneide sie in Scheiben. Halbiere die Paprika und die Zwiebeln ebenfalls und schneide sie in Streifen. Den Knoblauch fein hacken.
3. Lege ein Stück Backpapier auf ein Backblech und verteile das Gemüse darauf. Gib 4 EL Olivenöl darüber und würze das Gemüse mit Thymian, Salz und Pfeffer.
4. Gare es nun bei 200 Grad Umluft für 20 bis 25 Minuten im Ofen. Es ist fertig, wenn es beginnt, braun zu werden.
5. Wenn die Linsen fertig sind, gibst du sie in eine große Schüssel. Sollten sie das Wasser nicht vollständig aufgenommen haben, lass sie in einem Sieb abtropfen.
6. Würfele nun die Tomaten und mische sie unter die Linsen.
7. Mische für das Dressing 4 EL Olivenöl mit dem Essig, Senf, Kreuzkümmel, Salz, Pfeffer und dem Agavendicksaft.
8. Wenn das Ofengemüse fertig ist, gibst du es ebenfalls zu den Linsen und gießt das Dressing darüber. Vermische alles gut und lass es abkühlen. Am besten schmeckt der Salat, wenn er einen Tag durchziehen konnte. Danach eventuell noch mal mit Salz abschmecken.

Lass es dir schmecken!

Kartoffelgratin

Du brauchst für eine mittelgroße Auflaufform:

- 1 kg Kartoffeln
- 250 ml Hafersahne
- 250 ml Pflanzenmilch
- 1 TL Knoblauchpulver
- 2 EL Hefeflocken
- Salz, Pfeffer
- bei Bedarf: Mischung aus 1 EL Speisestärke + 50 ml kaltem Wasser

So geht's:

1. Schäle die Kartoffeln und schneide sie in dünne Scheiben.
2. Gib die Kartoffeln zusammen mit der Hafersahne, der Pflanzenmilch, dem Knoblauchpulver, Salz und Pfeffer in einen Topf und lass alles 10 Minuten köcheln.
3. Rühre nun die Hefeflocken unter. Falls die Soße zu flüssig ist, rühre die Wasser-Stärke-Mischung ein und lass es einmal kurz aufkochen.
4. Gib alles in eine Auflaufform und backe das Gratin für 30 Minuten bei 200 Grad Umluft.

Lass es dir schmecken!

Mousse au Chocolat

Du brauchst für 5–6 Portionen:

- 200 g vegane Zartbitterschokolade
- Flüssigkeit (Aquafaba) von 2 Dosen Kichererbsen oder Kidneybohnen
- 200 g vegane Schlagcreme
- 2 EL Puderzucker
- 1 TL Weinstein-Backpulver (das findest du in der Bio-Abteilung deines Supermarktes)

So geht's:

1. Hacke die Schokolade und schmelze sie in einem Wasserbad. Sobald die Schokolade geschmolzen ist, nimmst du den Topf heraus und stellst ihn auf ein Geschirrtuch.
2. Schlage nun das Aquafaba mit dem Weinstein-Backpulver steif. Hab Geduld, es kann 8–10 Minuten dauern. Dann sollte es schön schaumig, ähnlich wie steif geschlagenes Eiweiß sein. Siebe anschließend den Puderzucker hinein.
3. Jetzt schlägst du die Schlagcreme steif und hebst sie vorsichtig mit einem Löffel unter das Aquafaba.
4. Lass die Schokolade so weit wie möglich abkühlen. Wenn du etwas auf deine Unterlippe gibst, sollte sie sich nur noch lauwarm anfühlen. Ist das der Fall, hebst du auch die Schokolade ganz langsam und vorsichtig mit einem Löffel unter die Aquafaba-Schlagcreme-Mischung.
5. Stelle die Mousse bis zum Servieren 2–3 Stunden oder über Nacht in den Kühlschrank.

Lass es dir schmecken!

Waffeln

Du brauchst für vier Personen:

- 300 g Mehl
- 50 g Sojamehl
- 150 g Zucker
- 1 Päckchen Vanillezucker
- 1 Päckchen Backpulver
- 150 ml neutrales Öl
- 400 ml Pflanzenmilch
- 2 EL Apfelessig

So geht's:

1. Gib alle trockenen Zutaten in eine Schüssel.
2. Füge nun die restlichen Zutaten hinzu und vermische alles zügig mit einem Schneebesen.

Achte darauf, dass du alles nur kurz verrührst, sonst wird der Teig beim Backen zäh. Kleine Mehlklümpchen werden beim Backen verschwinden.
3. Erhitze dein Waffeleisen und fette es bei Bedarf ein.
4. Gib den Teig mit einer Suppenkelle ins Waffeleisen und backe die Waffeln goldgelb.

Lass es dir schmecken!

Universal-Tortenboden

(eignet sich zum Halbieren für Torten, stattdessen kann auch beliebiges Obst untergehoben werden)

Du brauchst für eine 26-cm-Springform:

- 300 g Mehl
- 35 g Speisestärke (wenn es ein heller Boden werden soll) oder 35 g Backkakao (wenn es ein Schokoboden werden soll)
- 1 Päckchen Backpulver
- 1 TL Natron
- 180 g Zucker
- 300 ml Pflanzenmilch
- 160 ml neutrales Öl
- 1 TL Vanillepaste
- 2 EL Apfelessig
- etwas Margarine zum Einfetten der Form

So geht's:

1. Vermische alle trockenen Zutaten miteinander.
2. Füge nun 300 ml Pflanzenmilch, das Öl, den Essig und die Vanillepaste hinzu und verrühre alles zügig mit einem Schneebesen zu einem Teig.
3. Fette die Backform mit etwas Margarine ein und gib den Teig hinein.
4. Backe den Kuchen bei 180 Grad Umluft für 40–45 Minuten. Überprüfe mit einem Holzstäbchen, ob er durchgebacken ist. Bleibt nichts daran kleben, ist der Kuchen fertig.

Lass es dir schmecken!

DANK

Es ist Zeit, Danke zu sagen. Denn ohne die Unterstützung von einigen wunderbaren Menschen, die mich auf meinem Weg begleitet haben, würdest du dieses Buch vermutlich nicht in den Händen halten.

Ich danke meinem Mann Dennis, dass er mich in meinem täglichen Wirken unterstützt, mir den Rücken freihält und mich bei all meinen Vorhaben, so verrückt sie auch sein mögen, bestärkt. Ich danke meinen beiden Kindern: Ihr seid mein täglicher Antrieb, die Welt zu einem besseren Ort zu machen. Mein Dank geht auch an meine Eltern: Danke, Mama, für dein akribisches Korrekturlesen und deine Ehrlichkeit, die ich sehr zu schätzen weiß. Danke, Papa, für die vielen Diskussionen und Gespräche, die mich immer wieder zum Nachdenken anregen. Außerdem danke ich meinen Schwiegereltern. Dank ihrer Unterstützung konnte ich das Buch trotz widriger Umstände wie Corona und Kita-Eingewöhnung fertigstellen. Mein Dank geht auch an meinen Agenten Lars und an den Ludwig Verlag für die wirklich wunderbare Zusammenarbeit.

Und zu guter Letzt danke ich auch dir, liebe Leserin, lieber Leser. Danke für deine Offenheit und für deinen Mut zur Veränderung.

ANMERKUNGEN

1 Lösch, S. et al.: Stable Isotope and Trace Element Studies on Gladiators and Contemporary Romans from Ephesus (Turkey, 2nd and 3rd Ct. AD) – Implications for Differences in Diet. 2014. https://www.wissenschaft.de/geschichte-archaeologie/veggi-kost-und-ein-aschetrunk-fuer-gladiatoren/, abgerufen am 14.02.2022

2 Raab, G. et al.: Die Theorie kognitiver Dissonanz. In: Marktpsychologie – Grundlagen und Anwendung. 2010.

3 1. Mose 1:28

4 https://de.statista.com/themen/4306/nutztierhaltung-in-deutschland/#dossierKeyfigures, abgerufen am 14.02.2022

5 https://albert-schweitzer-stiftung.de/aktuell/karnismus-die-psychologie-des-fleischkonsums, abgerufen am 14.02.2022

6 https://de.statista.com/statistik/daten/studie/768884/umfrage/entwicklung-des-jaehrlichen-fleischkonsums-pro-kopf-in-europa/, abgerufen am 14.02.2022

7 https://albert-schweitzer-stiftung.de/aktuell/schlachtzahlen-2020, abgerufen am 14.02.2022

8 Greenpeace: Feeding the problem. Folgen der europäischen Agrarpolitik. 2019

9 https://www.wwf.de/themen-projekte/waelder/wenn-wald-wieder-wild-wird-europas-naturerbe, abgerufen am 14.02.2022

10 https://www.forschung-und-lehre.de/forschung/waldschwund-auf-dritthoechstem-stand-2832/, abgerufen am 14.02.2022

11 https://www.faszination-regenwald.de/info-center/zerstoerung/soja/, abgerufen am 14.02.2022

12 Greenpeace: Wir essen Amazonien auf. Zusammenfassung des Greenpeace-Reports »Eating up the Amazon«. 2006

13 https://www.ufz.de/index.php?de=36336&webc_pm=48/2019, abgerufen am 14.02.2022

14 https://www.umweltbundesamt.de/daten/klima/treibhausgas-emissionen-in-deutschland/methan-emissionen, abgerufen am 14.02.2022
15 https://www.wwf.de/themen-projekte/landwirtschaft/ernaehrung-konsum/fleisch/rind, abgerufen am 14.02.2022
16 Institut für Energie und Umweltforschung Heidelberg: Ökologische Fußabdrücke von Lebensmitteln und Gerichten in Deutschland. 2020
17 https://www.dwd.de/DE/presse/pressemitteilungen/DE/2020/20200702_dach_news.html, abgerufen am 14.02.2022
18 https://www.umweltbundesamt.de/themen/trockenheit-in-deutschland-fragen-antworten, abgerufen am 14.02.2022
19 https://www.bmu.de/pressemitteilung/bundesumweltministerin-schulze-legt-nationale-wasserstrategie-vor, abgerufen am 14.02.2022
20 https://www.landwirtschaft.de/landwirtschaft-verstehen/wie-arbeiten-foerster-und-pflanzenbauer/was-waechst-auf-deutschlands-feldern, abgerufen am 14.02.2022
21 http://www.uni-koeln.de/phil-fak/paedsem/psych/energie_zukunft/information/modul2/m2_biogas4.htm, abgerufen am 14.02.2022
22 https://www.umweltbundesamt.de/themen/wasser/grundwasser/nutzung-belastungen/faqs-zu-nitrat-im-grund-trinkwasser#wie-haben-sich-die-stickstoffuberschusse-entwickelt-und-woher-stammen-diese, abgerufen am 14.02.2022
23 https://www.umweltbundesamt.de/themen/wasser/grundwasser, abgerufen am 14.02.2022
24 BUND: Nitrat im Trinkwasser. Problemlage, aktuelle Forschungsergebnisse und Analyse bisher eingeschlagener Lösungswege. 2019
25 Greenpeace: Feeding the problem. Folgen der europäischen Agrarpolitik. 2019
26 https://www.vegpool.de/magazin/prof-andreas-michalsen-vegane-ernaehrung.html, abgerufen am 14.02.2022
27 Loma Linda University: Adventist Health Study-2. 2018
28 Levine, M. et al.: Low protein intake is associated with a major reduction in IGF-1, cancer, and overall mortality in the 65 and younger but not older population. PubMed. 2014
29 https://www.fao.org/emergencies/crisis/diseases/en/, abgerufen am 14.02.2022
30 https://www.bundesgesundheitsministerium.de/themen/praevention/

gesundheitsgefahren/infektionskrankheiten/mrsa.html, abgerufen am 14.02.2022
31 https://www.rki.de/DE/Content/Institut/OrgEinheiten/Abt1/FG13/LA-MRSA.html, abgerufen am 14.02.2022
32 https://de.statista.com/statistik/daten/studie/161126/umfrage/anzahl-der-jagdscheininhaber-in-deutschland-seit-1968/, abgerufen am 14.02.2022
33 Servanty, S. et al.: Pulsed resources and climate-induced variation in the reproductive traits of wild boar under high hunting pressure. Journal of animal ecology. 2009
34 https://youtu.be/vOAufU4lHBQ, abgerufen am 14.02.2022
35 Bundesinstitut für Risikobewertung: Bleibelastung von Wildbret durch Verwendung von Bleimunition bei der Jagd. 2010
36 https://www.bfs.de/DE/themen/ion/umwelt/lebensmittel/pilze-wildbret/pilze-wildbret.html, abgerufen am 14.02.2022
37 https://www.laves.niedersachsen.de/startseite/lebensmittel/lebensmittelgruppen/fleisch_fleischerzeugnisse/wild-73576.html, abgerufen am 14.02.2022
38 https://de.statista.com/statistik/daten/studie/38140/umfrage/pro-kopf-verbrauch-von-schweinefleisch-in-deutschland/, abgerufen am 14.02.2022
39 Leitzmann, C., Keller, M: Vegetarische und vegane Ernährung. 2020
40 https://www.dge.de/wissenschaft/referenzwerte/protein/?L=0, abgerufen am 14.02.2022
41 Burdge, G., Wootton, S.: Conversion of alpha-linolenic acid to eicosapentaenoic, docosapentaenoic and docosahexaenoic acids in young women. 2002
42 https://www.dge.de/wissenschaft/referenzwerte/fett/?L=0, abgerufen am 18.02.2022
43 https://www.rki.de/SharedDocs/FAQ/Vitamin_D/Vitamin_D_FAQ-Liste.html, abgerufen am 14.02.2022
44 https://www.dge.de/wissenschaft/referenzwerte/vitamin-d/, abgerufen am 14.02.2022
45 https://www.dge.de/wissenschaft/weitere-publikationen/faqs/vitamin-d/?L=0#vitdversorgung, abgerufen am 15.02.2022
46 https://www.aerzteblatt.de/archiv/175404/Frakturprophylaxe-Vitamin-D-immer-mit-Vitamin-K2-kombinieren, abgerufen am 14.02.2022

47 https://www.verbraucherzentrale.de/faq/projekt-klartext-nem/kombination-vitamin-d-und-vitamin-k2-39144, abgerufen am 14.02.2022
48 Bayerische Landesanstalt für Landwirtschaft: Grundsätze der Schweinefütterung. 2009
49 Bundeszentrum für Ernährung: Vitamin B_{12} angereichertes Zahngel für Vegetarier: Alternative zu Nahrungsergänzungsmitteln und Injektionen? 2016
50 Rittenau, N.: Vegan-Klischee ade! 2020
51 https://www.bfr.bund.de/cd/28365, abgerufen am 15.02.2022
52 Beard, J. et al.: Iron metabolism: a comprehensive review. Nutr Rev. 1996
53 https://www.dge.de/wissenschaft/referenzwerte/eisen/?L=0, abgerufen am 14.02.2022
54 Morck, T. et al.: Inhibition of food iron absorption by coffee. The American Journal of Clinical Nutrition. 1983
55 https://www.dge.de/wissenschaft/weitere-publikationen/faqs/calcium/?L=0#cavitd, abgerufen am 15.02.2022
56 https://www.dge.de/wissenschaft/referenzwerte/calcium/?L=0, abgerufen am 14.02.2022
57 https://www.dge.de/wissenschaft/referenzwerte/zink/?L=0, abgerufen am 14.02.2022
58 https://www.dge.de/wissenschaft/referenzwerte/jod/?L=0, abgerufen am 14.02.2022
59 https://www.dge.de/wissenschaft/referenzwerte/selen/?L=0, abgerufen am 14.02.2022
60 https://www.dge.de/wissenschaft/referenzwerte/riboflavin/?L=0, abgerufen am 14.02.2022
61 https://www.linsensorten.de/tellerlinsen.php#anbaugebiete, abgerufen am 15.02.2022
62 https://www.verbraucherzentrale.de/wissen/lebensmittel/nahrungs ergaenzungsmittel/lykopin-das-tomatenvitamin-8567, abgerufen am 14.02.2022
63 https://de.statista.com/statistik/daten/studie/1218616/umfrage/konsum-milch-getraenke-nach-art/, abgerufen am 15.02.2022
64 Smith, E, Lewin, G.: Nociceptors: a phylogenetic view. Journal of comparative physiology. A neuroethology, sensory, neural, and behavioral physiology. 2009

65 Kavaliers, M., Ossenkopp, K.-P.: Opioid System and Magnetic Field Effects in the Land Snail, Cepaea nemoralis. 1991
66 White J., Yamashita, F.: Boquila trifoliolata mimics leaves of an artificial plastic host plant. Plant Signaling & Behavior. 2021
67 https://www.petazwei.de/artikel/fuehlen-pflanzen-schmerz/, abgerufen am 15.02.2022
68 https://www.spektrum.de/lexikon/biologie/raubtiere/55777, abgerufen am 15.02.2022
69 Drouin, G. et al.: The Genetics of Vitamin C Loss in Vertebrates. 2011
70 https://www.mpg.de/8953555/mpi_evan_jb_2014, abgerufen am 15.02.2022
71 https://www.welt.de/welt_print/article1174258/Spucke-brachte-die-Evolution-des-Menschen-in-Schwung.html, abgerufen am 15.02.2022
72 https://proveg.com/de/ernaehrung/anzahl-vegan-vegetarischer-menschen/, abgerufen am 15.02.2022
73 https://www.fertstert.org/article/S0015-0282(10)00368-7/fulltext, abgerufen am 15.02.2022
74 https://www.abgeordnetenwatch.de/recherchen/nebentaetigkeiten/das-verdienen-ihre-abgeordneten-im-bundestag-nebenher
75 https://landeszentrum-bw.de/,Lde/Startseite/wissen/Ballaststoffe, abgerufen am 15.02.2022
76 https://www.aerztezeitung.de/Medizin/Milchtrinker-haben-ein-erhoehtes-Akne-Risiko-308313.html, abgerufen am 15.02.2022
77 https://www.zentrum-der-gesundheit.de/bibliothek/wohlbefinden/sport/vegane-ernaehrung-fuer-sportler-optimal, abgerufen am 15.02.2022
78 https://de.statista.com/infografik/23079/umfrage-zu-vegetarischer-veganer-ernaehrung/, abgerufen am 15.02.2022

REGISTER

Die perfekte Ergänzung zu *Ganz entspannt vegan:*

Lieblingsrezepte für jeden Tag

Die vegane Küche ist unglaublich vielfältig – und kann ganz einfach und unkompliziert sein. In diesem Kochbuch versammelt Foodbloggerin Carina Wohlleben die besten Rezepte für das entspannte vegane Leben im Alltag und mit Familie. Ob Salate, Suppen, Frühstücksideen, Hauptgerichte, Desserts, Snacks oder Getränke: Alle Rezepte kommen mit einfachen Zutaten aus. Dazu gibt Carina Wohlleben zahlreiche Tipps zu veganen Basics, Warenkunde, Einkauf und vielem mehr aus ihrer eigenen Erfahrung. Damit dem entspannten Genuss nichts im Wege steht!

Die beliebtesten Rezepte von @*vegan.wohl.leben* und viele neue Ideen für den veganen Alltag.

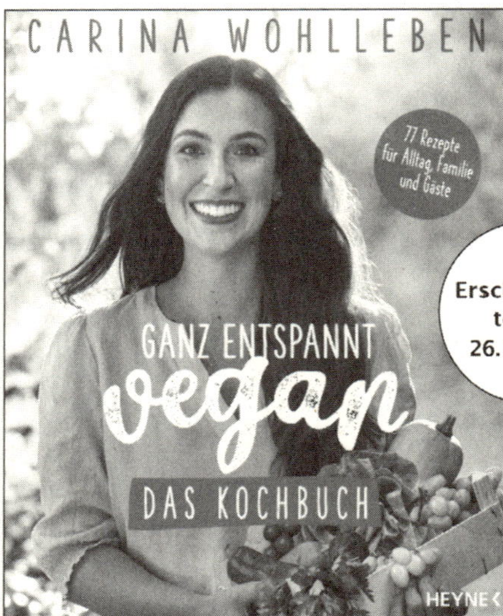

Erscheinungstermin 26.10.2022

978-3-453-60642-5

Leseprobe unter **www.heyne.de**

HEYNE